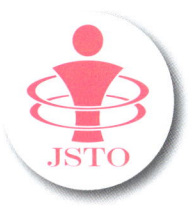

肥満症の総合的治療ガイド

監 修：齋藤 康、佐々木巖、松澤佑次
編 集：日本肥満症治療学会 治療ガイドライン委員会

日本肥満症治療学会

巻頭言

総合的治療体系の確立を

　疾患へのアプローチには予防、診断、治療という領域がある。この中で予防学、診断学ということには、一定の理論、根拠のもとに学問的な体系が作られてきた歴史がある。しかし、治療という領域には、その進歩と多彩な手法の登場により、治療という領域を包括するようなある体系を作り治療学という学問の領域が必ずしも作れてはいないように思える。それぞれの専門家、それらの人々による経験に依存してそれぞれの手法が一定の効果を示すということで評価され、全体を体系的に示されないままにその効果のみが受け入れられてきたといえるのではないだろうか。肥満症においても例外ではないようである。事実、いろいろな病気の中で肥満の治療ほど民間療法というべき医療機関以外での診療が行われているものは少ないように思われる。単に体重を指標として減量するといういろいろな手法をならべて行われているというものである。そして、経験的にその手法が羅列されているというものではないだろうか。もし治療学というものがあるとしたら、肥満症の体重だけではなく、それをもたらしている背景や、もたらしている結果としての様々な生体反応に対して、ある一定の効果の予測や回復の程度などを知るための体系的な対策を構築できるものであり、その総合的な考え方の上に一定の理論的手法が作られてくるべきであると考えます。

　そのような手法を持たない現在、我々は肥満症にかかわるできるだけ多くの分野の方々とともに一症例一症例にアプローチするという手法が求められるのではないだろうか。何か一つの手法が一人の症例に効果があったとしても、その効果が普遍的であるという論理には至っていない。それを多くの方々と共に症例を共有することによって、それぞれの専門家の手法の統合によって治療が完成し、そこに治療学ともいうべき理論が生まれてくるのではないだろうか。

　本書はそのような意味から、日常に生まれる様々な疑問に答えるという新しい手法でガイドラインを考えている。日常の診療においても多くの方々とともに進めている診療を想定しながら総合的なアプローチを目指していただき、役立てていただけることを願っています。

日本肥満症治療学会 理事長

齋藤　康

巻頭言

協働作業が支える外科治療

　この度、肥満症に対する「総合的治療ガイド」として本書が発刊されることになり、関係者の皆様の努力に敬意を表するとともに、我が国における肥満症に対する認識を啓発し、治療への理解がより高まることを期待するものである。

　「戦後生まれ」という言葉が語られないようになって久しくなるが、我が国は、今、その彼らが高齢者の年齢に到達する時期にある。近年の我が国における生活様式の欧米化、特に食生活の欧米化は日本人の健康に様々な影響を来しており、一方では疾病の欧米化が急速に進む要因となっている。肥満人口が増加する中で、BMI35以上の高度肥満者が珍しくない社会に入ってしまっている。30年前の社会情勢は栄養状態を向上させることが国民的目標であったが、現在は様々な減量方法にお金を払って取組むことが普通にみられる現象となり、高度肥満者も増加傾向にある。

　しかし、高度肥満者に対しては医学的治療が必要であると一部の専門家に認識されているにもかかわらず、いまだに肥満症治療に対する国民および医療者全体の認識は低く、生命予後に関するリスクの高さや治療法について十分に認識されているとはいい難い状況にある。

　我が国における高度肥満症の外科治療は、千葉大学の川村 功先生によって約30年前に開始されて以来、世界的にみてその歴史は長いほうに入るが、これまでの手術症例数は欧米に比べて少なく、未だに十分な治療体制が整備されていない。2010年に日本肥満症治療学会は「我が国における高度肥満症例に対する安全で卓越した外科治療にむけて」のステートメントを公表した。高度肥満症例に対する外科治療はその治療法の選択肢の一つであることはいうまでもない。その目的達成には様々な視点からの取り組みが必要であり、多くの専門家の協働作業が必要とされる。

　本書は、実際の肥満症診療における様々な課題を夫々の専門家が分担し、外科治療の在り方も含めて分かりやすい解説を行っている。2010年のステートメントを原点として「高度肥満症治療ガイドライン（2013年版）」が日本肥満症治療学会から公表されたところであるが、本書は総合的な肥満症治療のガイドとして対を成すものであり、肥満治療に関係する全ての方に是非読んで頂きたいものである。広く利用されて現場の診療に役立って欲しいと祈念するものである。

日本肥満症治療学会 副理事長・外科部会会長

佐々木 巖

発刊に寄せて

　飽食と発達した機械文明（車、ネット、携帯電話など）の中で生活する現代人の多くは、過剰栄養に曝されており、その結果としての肥満がいわゆる生活習慣病の基盤であるのは極めて理解しやすい事実です。とくに、日本人では肥満の程度が軽いうちから、糖尿病、脂質異常、高血圧などの健康障害の要因になっていることが多く、従って欧米の標準で、また単に肥満の程度で治療の必要性を決めるのではなく、糖尿病などの生活習慣病と関連することがわかっている内臓脂肪の過剰蓄積であることを確認して内臓脂肪の減量を目的とした治療を行うことになります。つまり、肥満は、欧米よりも低いBMI（25以上）で判定しますが、内臓脂肪型あるいは健康障害を伴っている場合は減量すべき肥満、つまり肥満症と診断し、逆に健康障害を持たない皮下脂肪型の肥満では医学的には治療の対象としないというのがわが国の考え方なのです。これらの科学的な基盤として内臓脂肪が過剰に蓄積した状態では、脂肪細胞の機能異常、つまりアディポネクチンなどのアディポサイトカイン分泌の異常が起こることが明らかにされています。一方このような脂肪細胞機能異常だけではなく欧米型の高度肥満者がわが国でも増えてきており、この場合は脂肪細胞の機能異常に加えて、脂肪細胞の量的な異常、つまり皮下脂肪も含んだ脂肪組織の過剰蓄積が直接心機能や、呼吸機能を傷害したり、整形外科的な症状などの健康障害に繋がることが知られています。いずれにしても肥満を医学・医療として扱うのは、上に挙げたいずれかの場合であることを確認し、それ以外の美容目的や、単なる健康志向の目的とは明確に区別することが必須です。

　さてこのような条件で肥満症であると診断した場合には、減量治療を開始するわけですが、前者の軽度肥満（脂肪細胞の機能異常）では、内臓脂肪の減量を目的とする治療戦略を選択しますが、後者の高度肥満では、充分な脂肪組織の絶対量の減量を目的とした戦略を立てなければなりません。

　肥満症治療とは、肥満を解消させるというのが、最終目的ではなく、肥満を軽減させることにより、合併している健康障害を改善させることにあるのです。本ガイドラインにはこのような趣旨に基づいた、肥満治療の戦略が、わかりやすく解説されています。特に難しい高度肥満の治療における、フォーミュラダイエットの効用や外科療法などの特殊治療を含め、日常の軽度肥満への一般的な指導法など具体的な解説がなされており、肥満治療を専門に行っている施設だけではなく、一般実地医家にとっても、肥満症診療に大変有用なガイドブックであると思います。

日本肥満学会 前理事長

松澤 佑次

日本肥満症治療学会 治療ガイドライン委員会

総監修
- 齋藤 康　　（千葉大学）
- 佐々木 巖　（みやぎ健診プラザ）
- 松澤 佑次　（住友病院）

編集委員長
- 白井 厚治　（東邦大学医療センター佐倉病院）

編集委員
- 下村 伊一郎（大阪大学大学院）
- 及川 眞一　（日本医科大学）
- 川上 正舒　（練馬光が丘病院）
- 谷 徹　　　（滋賀医科大学）
- 笠間 和典　（四谷メディカルキューブ）
- 堀川 直史　（埼玉医科大学総合医療センター）
- 門脇 孝　　（東京大学大学院）
- 中里 雅光　（宮崎大学）
- 西川 哲男　（横浜労災病院）
- 中村 正　　（川崎病院）
- 島野 仁　　（筑波大学）
- 吉田 俊秀　（島原病院）
- 足立 香代子（せんぽ東京高輪病院）
- 徳永 勝人　（みどり健康管理センター）
- 田中 喜代次（筑波大学大学院）
- 伊藤 裕　　（慶應義塾大学）
- 横手 幸太郎（千葉大学大学院）
- 石垣 泰　　（東北大学）
- 若林 剛　　（岩手医科大学）
- 伊波 早苗　（滋賀医科大学）
- 兒玉 多曜　（下都賀総合病院）

執筆委員
- 山内 敏正　（東京大学附属病院）
- 羽田 裕亮　（東京大学附属病院）
- 坂根 直樹　（京都医療センター）
- 小山 朝一　（東邦大学医療センター佐倉病院）
- 加隈 哲也　（大分大学）
- 村野 俊一　（下都賀総合病院）
- 木村 穣　　（関西医科大学）
- 齋木 厚人　（東邦大学医療センター佐倉病院）
- 益崎 裕章　（琉球大学）
- 前川 聡　　（滋賀医科大学）
- 小川 佳宏　（東京医科歯科大学）
- 菅波 孝祥　（東京医科歯科大学）
- 浅原 哲子　（京都医療センター）
- 卯木 智　　（滋賀医科大学）
- 梁 美和　　（三井住友銀行大阪健康サポートセンター）
- 西尾 善彦　（鹿児島大学大学院）
- 石垣 泰　　（東北大学）
- 武城 英明　（東邦大学医療センター佐倉病院）
- 古家 大祐　（金沢医科大学）
- 金崎 啓造　（金沢医科大学）
- 龍野 一郎　（東邦大学医療センター佐倉病院）
- 佐藤 誠　　（筑波大学）
- 河野 幹彦　（自治医科大学附属さいたま医療センター）
- 中川 晃一　（東邦大学医療センター佐倉病院）
- 松崎 利也　（徳島大学大学院）
- 安田 和基　（国立国際医療研究センター）
- 山口 剛　　（滋賀医科大学）
- 井上 郁夫　（埼玉医科大学）
- 藤本 昌紀　（国保旭中央病院）
- 内藤 剛　　（東北大学病院）
- 山本 寛　　（滋賀医科大学）
- 関 洋介　　（四谷メディカルキューブ）
- 稲嶺 進　　（特定医療法人敬愛会 中頭病院）
- 佐々木 章　（岩手医科大学）
- 黒木 宣大　（東邦大学医療センター佐倉病院）
- 林 果林　　（東邦大学医療センター佐倉病院）
- 鈴木 康美　（東邦大学医療センター佐倉病院）
- 高田 佳奈　（元東邦大学医療センター佐倉病院）
- 砂山 聡　　（水道橋メディカルクリニック）
- 五十嵐 友里（埼玉医科大学総合医療センター）
- 原 光彦　　（東京都立広尾病院）
- 乾 明夫　　（鹿児島大学病院）
- 春田 いづみ（鹿児島大学病院）

●本書の編集方針

　本書は、内容あるいは指針において、日本肥満学会発行の「肥満症治療ガイドライン2006年」「肥満症診断基準2011年」と本質的に変わるものではありません。

　肥満症の中でも治療が難しいとされる「高度肥満」により焦点をあて、フォーミュラ食療法、外科治療、さらに精神的サポート、チーム医療について具体的に解説し、専門施設のみならず、一般実地医家にも参考になるように編集しました。

（治療ガイドライン委員会）

肥満症の総合的治療ガイド
Contents

第1章　肥満症の治療を始める前に ………………………… 10
 項目1　肥満は現代社会における重大な問題 ………………………… 10
 項目2　肥満症治療を困難にしている要因 ………………………… 14
 項目3　肥満症患者の特性 ………………………… 17

第2章　「肥満」と「肥満症」の診断および関連合併症の診方 ………………………… 22
 項目1　「肥満」と「肥満症」の診断 ………………………… 22
  指針 ………………………… 22
  1)「肥満」の診断基準 ………………………… 23
  2)「肥満症」の診断基準 ………………………… 25
  3)「肥満症」の検査と診断 ………………………… 27
 項目2　肥満関連合併症の診療 ………………………… 30
  指針 ………………………… 30
  2型糖尿病、耐糖能異常 ………………………… 30
  高血圧 ………………………… 31
  脂質異常症 ………………………… 31
  冠動脈心疾患 ………………………… 32
  心不全 ………………………… 32
  腎疾患（肥満関連腎臓病） ………………………… 33
  脳梗塞 ………………………… 33
  高尿酸血症、痛風 ………………………… 34
  睡眠時無呼吸症候群（SAS） ………………………… 34
  脂肪肝 ………………………… 35
  整形外科的疾患 ………………………… 35
  月経不順 ………………………… 36
  妊娠高血圧症候群、妊娠糖尿病、難産 ………………………… 36
  癌 ………………………… 36
  補足Q&A ………………………… 37

第3章　肥満症治療の実際 ………………………… 42
 項目1　減量のメカニズム ………………………… 42
 項目2　保存的治療 ………………………… 45
  1) 食事療法 ………………………… 45
   A. 一般食で行う場合 ………………………… 45
   B. フォーミュラ食を用いる場合 ………………………… 49
  2) 運動療法 ………………………… 55
  3) 薬物療法 ………………………… 58
  4) 体重に影響を与える薬剤 ………………………… 60

項目3　肥満外科治療 ･･ 64
　　　　　外科治療のあり方 ･･ 64
　　　　　　1）外科治療の適応 ･･ 66
　　　　　　2）外科治療の前に準備すること ･･････････････････････････････････ 68
　　　　　　3）肥満外科術式の種類──特徴及び効果── ････････････････････････ 70
　　　　　　4）術後合併症：急性期 ･･ 74
　　　　　　5）術後管理 ･･ 78
　　　　　　6）外科手術後の維持期（長期）にみられる合併症 ･･････････････････ 79
　　　　　　7）外科手術に対する内科医の関与の仕方 ･･････････････････････････ 82

第4章　治療効果を更に向上させるために ････････････････････････････ 86
　　項目1　肥満症患者の性格特性把握と対処法（メンタルケア） ･･･････････ 86
　　項目2　生活習慣修正への導きと見守り方 ････････････････････････････ 88
　　項目3　取り組みに「やりがい」を生ませる工夫（エンパワーメント活用） ････ 91
　　項目4　肥満症治療チームの結成と運用の仕方（チーム医療の活用） ･･････ 94

第5章　治療困難例への対処の仕方 ･･････････････････････････････････ 96
　　　　1．医療者の話を聞こうとしない例 ････････････････････････････････ 96
　　　　2．言い訳ばかりをする例 ･･････････････････････････････････････ 96
　　　　3．リバウンドをした例 ･･ 96
　　　　4．リバウンドを繰り返す例 ････････････････････････････････････ 97
　　　　5．外科手術後にリバウンドをした例 ････････････････････････････ 98
　　　　6．膝や腰の疾患のために運動ができない例 ･･････････････････････ 98
　　　　7．統合失調症合併例 ･･ 98
　　　　8．プラダー・ウィリー症候群の例 ････････････････････････････････ 98
　　　　9．うつ病を合併している例 ････････････････････････････････････ 99

日本における高度肥満症に対する安全で卓越した外科治療のためのガイドライン（2013年版）

　主旨 ･･･ II
　基本方針 ･･･ II
　1．高度肥満症に対する外科治療施設の要件 ･････････････････････････････ II
　2．高度肥満症に対する外科治療医師の要件 ･････････････････････････････ II
　3．対象患者の手術適応基準 ･･ III
　4．手術法の選択 ･･ III
　5．周術期管理について ･･ VI
　6．フォローアップ ･･ VI

第1章 肥満症の治療を始める前に

項目1 肥満は現代社会における重大な問題

問題点

- 肥満者（BMI 25kg/㎡以上）、とくに高度肥満者（BMI 35kg/㎡以上）の増加に伴い、肥満に起因する疾患が急増している。
- 肥満者は、合併症による健康障害に加え、精神心理的問題、就労困難などの社会的問題を抱えることが多い。
- さまざまな肥満対策がとられているが、効果が見えにくい。

Q1 肥満を放置すると、何が悪いのですか。

肥満は、動脈硬化症や腎臓病の促進要因となるのみならず、膝関節症など運動機能障害の温床です（**23頁-表2参照**）。加えて肥満者は日常生活で大きなストレスを抱えていることが多く、それが肥満症治療を困難にする要因ともなっています。**肥満症を放置すると、健康障害を助長するだけでなく、QOLが低下したり、就労が難しいなど社会生活に支障をきたすようにもなります**（**図1**）[1)2)]。そうした事態を避けるため、肥満を放置しないことが強く望まれます。

Q2 「太っているのは自分の責任であり、干渉すべきでない」という意見もありますが…。

肥満に合併する疾患の多くは初期の段階では自覚症状がほとんどなく、多くの肥満症患者は危機感を抱いていません。また、合併症を発症しているにも関わらず、肥満症治療に意欲を示さない人もしばしば見られます。しかし、脳梗塞や心筋梗塞を起こすと重い後遺症を残すことになり、その結果、本人の生活困難のみならず、家族、社会に大きな負担を強いてしまいます。したがって、本人のQOL低下や社会的損失を防ぐために早期からの治療介入が必要です。

減量療法によって、肥満症の合併症は確実に抑制されます。

Q3 肥満が引き起こす社会的損失とは何ですか。

肥満症に伴うさまざまな健康障害は、本人のQOLを低下させるだけでなく医療費を増大させます。また社会

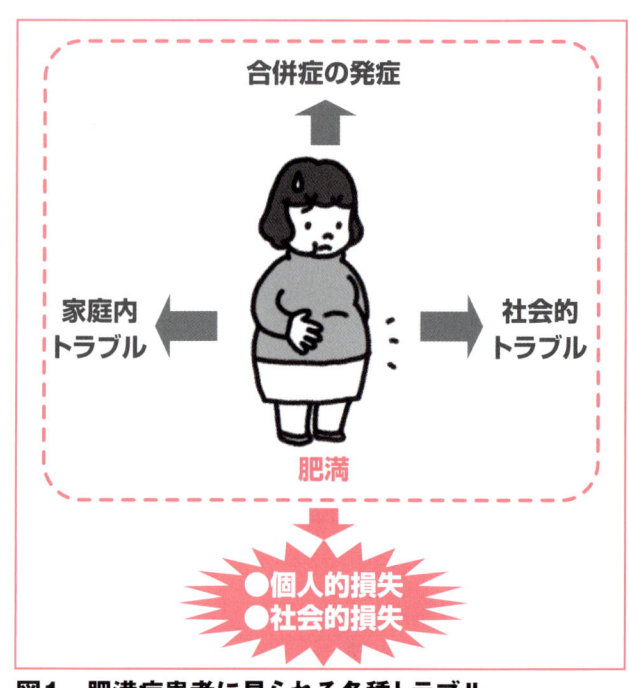

図1　肥満症患者に見られる各種トラブル

肥満症の総合的治療ガイド

的な支援が必要になる人が多く、なかには生活困難をきたす人もいます。肥満症患者の増加は、医療・福祉全般に関わる費用に大きな影響を与え、国民負担の増大を招きます[3,4]。通院・入院による労働機会の喪失、家事を含めた労働不能状態といった問題も重大です。

肥満症は、"大きな社会的損失をもたらす疾患"との認識が必要です。

Q4 肥満はさまざまな合併症の温床とのことですが、減量治療によってそれらは改善するのですか。

減量治療は簡単のように思われますが、長期的にみるとなかなか効果が上がりません。確実に減量が得られた外科治療成績（海外）では、表1に示した通り、多くの合併症の改善がみられ、最終的に、生命予後もよいと報告されています[5]。したがって、減量治療で合併症は改善するといってよいでしょう。

Q5 世界的には、どのような取り組みが行われていますか。

WHO（世界保健機関）は、2004年、生活習慣病の誘因となる肥満を予防するため「食事、運動、健康に関する世界戦略」を採択し、ジャンクフード税など税制の導入、食品の広告制限、子どもへのジャンクフード販売の制限などを促しています[6]。これを受け、ハンガリーでは、通称「ポテトチップス税」が2011年に導入され、袋入りスナック菓子、クッキー、炭酸飲料、栄養ドリンクなどに課税されるようになりました。米国では、70項目にわたる具体的な行動計画を2010年にまとめ、米国農務省や国防総省、教育省などと協力しながら、小児肥満対策を推し進めています。他の国や地域でもそれぞれの実情に合わせた取り組みを行っています。

Q6 わが国ではどのような取り組みが行われていますか。

2008年4月から、40〜74歳を対象にメタボリックシンドローム（内臓脂肪症候群）をターゲットにした特定健診・特定保健指導が始まりました。特定保健指導では保健師や管理栄養士による個別支援のほかに、グループ支援、電話支援、メール支援などが行われています。厚生労働省が2008年度に行った調査によると、特定健診を受けた38万人のうち、特定保健指導の対象となった6万964人の体重が、1年間で平均1.7kg減少したと報告されています[7]。

一方、市町村や企業は、「サンサンチャレンジ」（3ヵ月で3kgやせる市民大運動）など、ヘルスプロモーションを活

表1 確実な減量治療による長期的な疾病の改善

肥満に関連した疾病	改善事項
2型糖尿病	インスリン、経口剤の減量あるいは中止
脂質異常症	高中性脂肪血症、高LDL血症、低HDL血症の改善
呼吸器疾患　睡眠時無呼吸症候群　気管支喘息　低換気症候群	CPAPの中止　発作減少（逆流性食道炎の改善による）　胸壁コンプライアンスの改善　慢性低酸素血症の改善
循環器疾患　高血圧症　心肥大、左室肥大　冠動脈疾患	降圧薬の減量　特発性心筋症の改善　心血管イベントの抑制
静脈疾患	下肢むくみ、血栓性静脈炎の改善
消化器疾患　逆流性食道炎　非アルコール性脂肪肝	逆流性食道炎の改善　非アルコール性脂肪肝炎の改善
中枢神経疾患　偽脳腫瘍　脳卒中	特発性頭蓋内圧亢進の改善　脳卒中の発症抑制
尿失禁	尿失禁の改善
運動器疾患　膝、腰椎関節異常	腰痛症、膝関節痛の改善
多嚢胞性卵巣症候群	月経異常の改善、不妊の改善、男性化の改善
妊娠時の合併症	妊娠高血圧症候群、妊娠糖尿、血栓症の予防軽減
悪性腫瘍	乳癌、子宮癌、前立腺癌、大腸癌、肝癌は外科手術を受けた人の発症頻度が低い
精神的トラブル　うつ病、不安神経症　不適応	術後改善例が多い、QOLの改善
高死亡率	死亡率の低下

AACE/TOS/ASMBSガイドライン（2008）から改編

第1章　肥満症の治療を始める前に

用した減量活動を実施しています。肥満症患者に対しては、認定肥満症専門病院などの医療機関で、入院を含めた包括的な減量治療がチーム医療として行われています。

これらの対策に先立ち、厚生労働省は2000年より「21世紀における国民健康づくり運動（健康日本21）」を展開してきました。健康日本21では、体重コントロールに関する目標値が設定され[8]、自治体を中心にさまざまな活動が実践されています。2013年からは健康日本21（第2次）として継続的な取り組みがなされています。

以上のように、**わが国でもさまざま取り組みが行われていますが、男性の肥満者は依然増加しています（図2）**[9]。

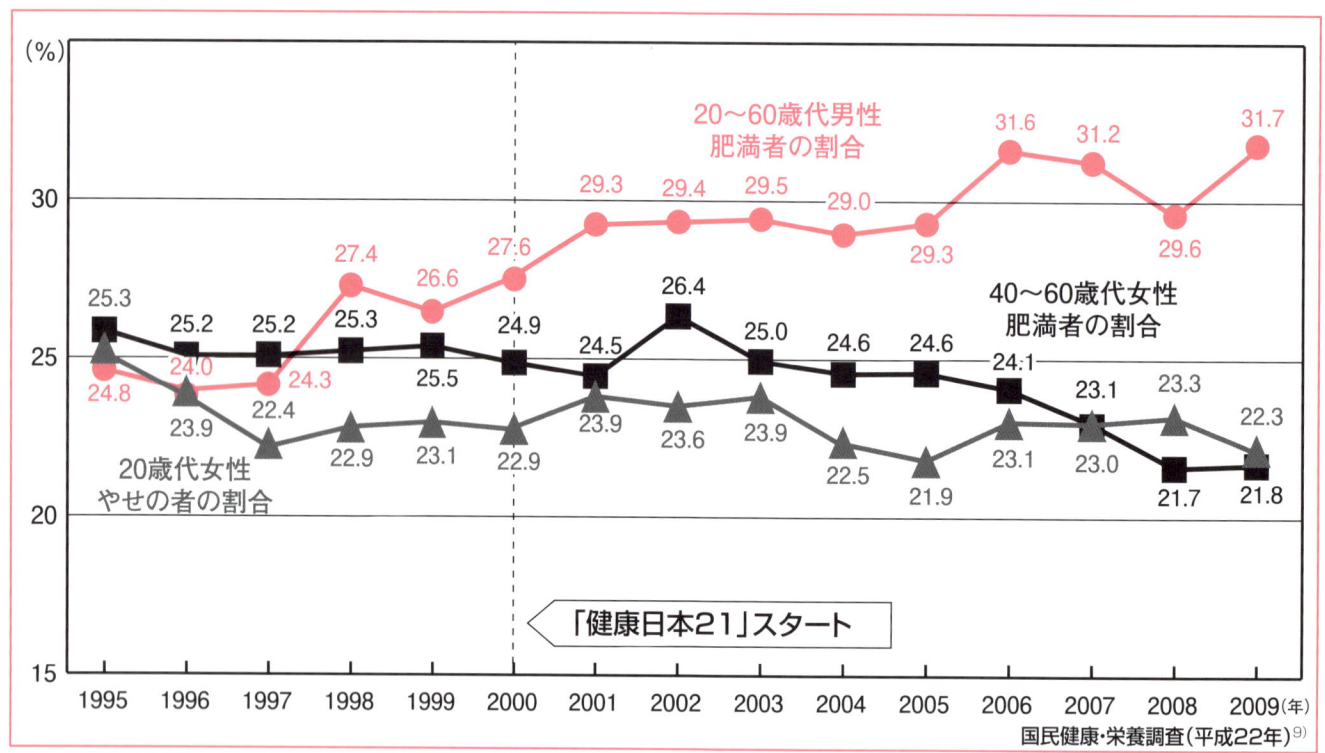

図2 肥満者（BMI>25kg/m²）の占める割合の推移

> **まとめ**
> - 肥満は、その人の健康を損ない、生活の質（QOL）を著しく低下させるだけでなく、社会に対して大きな影響を及ぼすため、放置してはならない。
> - 医療に関わる人のみならず、社会全体で肥満症治療を考える必要がある。
> - 肥満症は、早期からの治療介入が重要である。

■文献

1. Bogni M, Vigna L, Carugno M, Brunani A, Capodaglio P, Bertazzi PA, Riboldi L. Applicability of the test SIO on obesity-related disability (TSD-OC) in occupational medicine for the evaluation of work problems linked to overweight-obesity condition. G Ital Med Lav Ergon. 2012 Jul-Sep; 34(3 Suppl):450-452.
2. Turco G, Bobbio T, Reimão R, Rossini S, Pereira H, Barros Filho A. Quality of life and sleep in obese adolescents. Arq Neuropsiquiatr. 2013 Feb;71(2):78-82. Epub 2013 Jan 11.
3. Bahia L, Coutinho ES, Barufaldi LA, Abreu Gde A, Malhão TA, de Souza CP, Araujo DV. The costs of overweight and obesity-related diseases in the Brazilian public health system: cross-sectional study. BMC Public Health. 2012 Jun 18;12:440. doi: 10.1186/1471-2458-12-440.
4. Nakamura K, Okamura T, Kanda H, Hayakawa T, Okayama A, Ueshima H; Health Promotion Research Committee of

the Shiga National Health Insurance Organizations. Medical costs of obese Japanese: a 10-year follow-up study of National Health Insurance in Shiga, Japan. Eur J Public Health. 2007 Oct;17(5):424-429. Epub 2007 Jan 5.
5. Mechanick JI, Kusher RF, et.al, American Association of Clinical Endoclinologists, the Obesity Society and American society for metabolic and bariatric surgery medical guidelines for clinical practice for perioperative nutritional, metabolic and nonsurgical support of the bariatric surgery patient, Surgery for obesity and related diseases 4(2008)s-109-184.
6. Gideon Y, Odelia R, Yossef T, Junk-food, home cooking, physical activity and obesity: The effect of the fat tax and the thin subsidy, Journal of Public Economics Volume 93, Issues 5-6, June 2009, 823-830.
7. 平成20年度の特定健診・特定保健指導の結果報告
8. 「21世紀における国民健康づくり運動（健康日本21）」, 厚生労働省
9. 平成22年度国民健康・栄養調査結果の概要 14ページ

第1章 肥満症の治療を始める前に

項目2 肥満症治療を困難にしている要因

問題点

(1) 患者側の要因
- 食べることがストレス解消の一手段となっている。
- 一度身についた生活習慣の是正は容易でない。
- 通院継続が苦手である。

(2) 医療環境の要因
- 現治療体制は必ずしも肥満症治療に適していない。
- 有効な抗肥満薬がなく、治療効果が上がりにくい。
- 肥満症治療に対する診療報酬が十分でない。

Q1 肥満症治療は食べる楽しみを奪い、苦痛を強いることになりませんか。

肥満症の合併症によって患者さんの日常生活は困難になりますが、それだけではなく、たくさんのストレスを抱えて精神心理学的に不安定な状態に陥っている人が多くいます[1)2)]。過食は、内面の不安定さを補う行動の一様式とも考えられます（**図3**）。過食や肥満状態の持続が、患者さんの罪悪感や自己嫌悪・自己否定感を助長していることがあり、こうした状態にある患者さんの食事をいきなり制限すると、さまざまな問題が顕在化してくる場合もあります（**図4**）。

患者さんの抱える内面的な問題の把握と整理を行い、心理的負担を多少なりとも軽減することや、ストレス解消法としての過食を減らす方法を探すことは、肥満の治療を強く後押しします。減量や過食の抑制など少しでも成果があれば、十分な賞賛を与えることが大切です。**肥満症治療には困難が伴いますが、減量が成功し、体形や合併症が改善するとともに、心の安定を取り戻していく例もしばしばみられます。**

Q2 ほかの疾病の診療との相違点は何ですか。

肥満症治療は食事療法・運動療法が主であり、治療を患者さん自身の生活習慣改善努力に頼らざるをえないところが、ほかの疾病の診療と大きく違います。

肥満症の患者さんにとって食事はエネルギーと栄養の摂取にとどまらず、ときにストレス解消のための重要な手段となっていることを医療者は理解すべきです。患者さんに生活の抜本的な見直しを求める前に、病態はもちろん、**その人の生育歴や肥満歴も含めた生活環境、感情コントロールの仕方、思考過程などについても十分に把握し、達成可能な具体的対策を個々に立案する必要があります。**

こうした医療の遂行には、**多職種からなるチーム医療が不可欠です。**メンバーが専門知識や技術を生かし、各々の立場で得た患者情報を共有し、一元化された方針のもとにアプローチすることは、他の疾病以上に大切です（**94頁参照**）。

Q3 患者さんが一般に、治療に積極的にならないのはなぜですか。

高度肥満症患者を対象に心理テストを行うと、物事を表面的にとらえる、逃避的である、計画性に乏しいといった性格特性がしばしばみられます（**19頁-Q5参照**）[3)]。このような性格が患者さんを積極的にみせなくしている理由かもしれません。

Q4 治療を中断する例が多いのはなぜですか。

肥満症の治療はほかの生活習慣病と異なり有効な治療薬がなく、「病院に行かなければ薬がもらえない」という通院を促す強い動機がありません。そのため、目標が達成できない場合に、病院から足が遠のいてしまいがちです。また、いったん減量に成功したもののリバウンドし、挫折感や不全感を強く感じて治療を中断することもあります。通院を中断した数年後、重篤な合併症で再来院する例がしばしばみられます。

精神心理的なサポートによって患者さんのモチベーションを維持し、通院を継続させることが肥満症治療では非常に重要です。

Q5 肥満症患者と医療に関わる人との関係が深まりにくいのは、なぜですか。

肥満症の患者は、一般的にコミュニケーション能力に欠ける傾向があります。また、自らの世界に閉じこもりがちで、なかなか心を開こうとしない傾向もみられます[3]。医療者側も時間的な制約があり、患者さんの内面の葛藤に気づきにくいため、患者・医療者関係が深まりにくいと考えられます。

医療者が肥満症の患者さんの成育歴や肥満歴、家族関係、生活環境、職場環境などにも積極的に耳を傾け、共感し、尊重することで、患者さんとの距離を縮めることができます。

Q6 「病院で肥満外来を開設しても長続きしない」と言われるのはなぜですか。

肥満外来は設備投資が少なくてすみ、簡単に始められるように思われます。そのため、過去に多くの肥満外来が開設されてきましたが、必ずしも継続は容易でないようです。その理由として考えられるのは、まず、診療報酬上の評価が十分でなく、病院経営に資するものでないと早期に判断されてしまうこと、次に、通院を中断してしまう患者さんが少なくなく患者数が増えにくいこと、そして、治療効果が早期に得られにくいため医療者が意欲を失いやすいことなどです。

肥満外来を運営するにあたってはこれらを踏まえ、長期的展望のもと、医療人として社会的使命を果たす責任感を強く持ち、粘り強く取り組むことが大切です。自分たちの取り組みによって治療成績が向上すれば、医療者のモチベーションも良好に保たれます。

Q7 肥満症治療が診療報酬で評価されるためには、どうすればよいですか。

現在、肥満症治療が診療報酬で十分評価されていないことは大きな障害です。肥満症治療は、患者さんの生活歴や肥満歴など背景の聞き取り、性格分析やカウンセリングなどに専門的な技術と、多くの時間を要します。その費用はいまのところ病院が負担せざるを得ませんが、多面的で緻密な情報収集や精神心理的サポートは、肥満症治療を成功に導くために必要不可欠なものです。**中長期的な患者データの収集と解析に取り組み、実績とエビデンスを積み上げることが、診療報酬評価への道を開きます。**

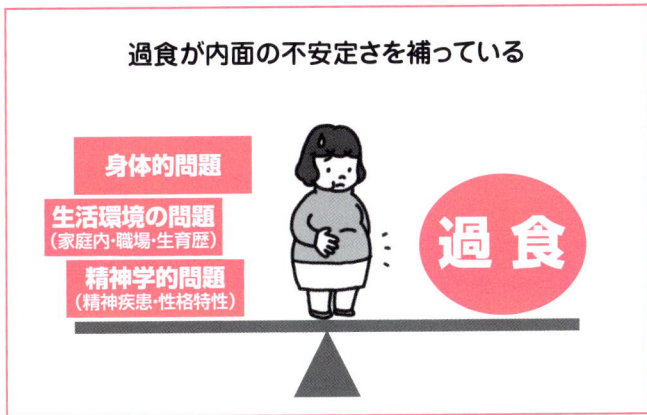

図3 肥満症患者の不安定要因と過食

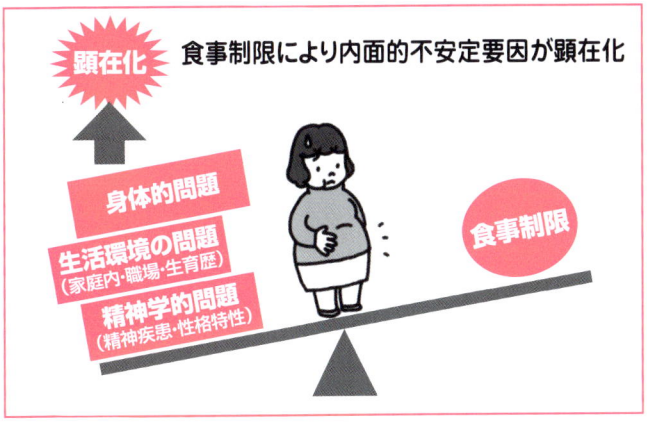

図4 食事制限時の不安定要因

第1章　肥満症の治療を始める前に

> **まとめ**
>
> （1）患者側の要因に対する解決策
> ●患者さんの性格特性を理解し、対応をする。
> ●内面的な問題を把握、整理し、継続的な精神心理的サポートをする。
> ●個々の性格特性に応じた達成可能な目標を立案し、達成感を積み重ねてもらう。
>
> （2）医療環境の要因に対する解決策
> ●多職種によるチーム医療体制を整える。
> ●精神心理的なサポートを継続する。
> ●中長期的に患者データの収集・解析に取り組み、エビデンスを積み重ねる。

■文献

1. Karasu SR. Of mind and matter: psychological dimensions in obesity. Am J Psychother. 2012;66(2):111-128.
2. Mustajoki P. Psychosocial factors in obesity. Ann Clin Res. 1987;19(2):143-146.
3. 小山朝一, ロールシャッハ・テストを用いた肥満症患者の性格特性分析－ハイラムダスタイルについて－, 小山朝一ほか, 肥満研究, 2009, 15(1)39-44

項目3 肥満症患者の特性

問題点

- 肥満者は一般に寡黙で訴えが少なく、信頼関係を築きにくい。
- 患者の理解に時間がかかる。
- ほかの疾患に比べて治療効果が出にくい。

― 肥満症治療の全体像 ―

肥満症治療の全体像を図5に示します。

肥満症治療は、患者さん本人の食事療法、運動療法の実施に依存せざるを得ないところに難しさがあります。

最初の1〜2ヵ月は、肥満の評価、合併症に関する医学的検索と同時に、生活歴、成育歴、家族構成などをよく聞き、どこに問題があり、どこを修正すべきかを探ります。病状説明もわかりやすく丁寧に行い、その過程で信頼関係を築きつつ、減量方法を提示し、主体的に取り組んでもらうようにします。

この際、体重の日内記録表の作成依頼は大変役立ちます。1日4回測定してもらうのが原則ですが、朝・夕の2回でもよく、結果をグラフ化すれば、その変動要因についてたどれます。通常、体重は朝が最も減り、夜間は約0.5〜1.0kg増加して最も重くなります。本人は、何をどのくらい食べればどのくらい増え、また減らせばどのくらい低下するかが、自然と分かってきます。自分の行動観察ができるようになり、食生活の工夫も可能となります。来院日には、必ず記載状況をチェックすることが大切です。

減量効果については、減量、不変、増量の3通りに分けることができます。

減量ができた場合は、評価、賞賛し、継続につなげます。

不変時には、食習慣のあり方、仕事（忙しさ具合など）やストレスの状況を聞きだし、減量目標の再設定と新たな食事メニューの提示などを行います。

体重増加時には、過食になったときの生活習慣、精神状態などを聴取します。また、職場や家庭におけるストレス要因などにも言及します。そこで、改めて食事、運動などの修正事項を提示し、本人の納得を図りながら実行に移してもらいます。なお、多くの例でストレスに対応できない状態が続くことがあり、そうした場合は、家族や職場関係者に協力を求めることもあります。

そして、十分な減量が得られない高度肥満例には、肥満外科治療の選択も出てきます。しかし、術前、術後も内科的サポートとメンタルサポートが必要で、長期にわたるフォローアップ体制を整えておく必要があります。

いったん、減量ができても、リバウンドしてくる場合もあり、そうしたときには、行動の振り返り、目標の再設定などに戻ります。最も忌むべきは、医療スタッフが失望あるいは非難をしてしまうことです。リバウンドは、ある程度当然のことと受け止め、再度、患者さんを奮い立たせるための工夫を考えることが大切です。この繰り返しを根気よく長期にわたり行っていくことが、肥満症診療の基本となります。

この間に、患者さん自身が、減量で健康回復に加え、精神的に何らかの満足、あるいは、自信、自己効力感の向上を実感できると、体重安定、リバウンド防止の重要なきっかけとなります。

Q1 信頼関係といっても、どこから築けばよいですか。

患者さんが自分のことを話しやすい雰囲気をつくることがもっとも大切です。患者さんの言葉に耳を傾け（傾聴）、共感を示すことが基本姿勢となります。生活環境をはじめ、家庭や仕事での苦労など、これまでの人生に対して尊重の気持ちを示すことによって、患者さんの気持ちが和らぎ、心理的距離間が縮まります。

Q2 話をしたがらない患者さんと、どこからコミュニケーションを図るとよいですか。

肥満症の患者さんは皆、大なり小なり不安を抱えてお

第1章 肥満症の治療を始める前に

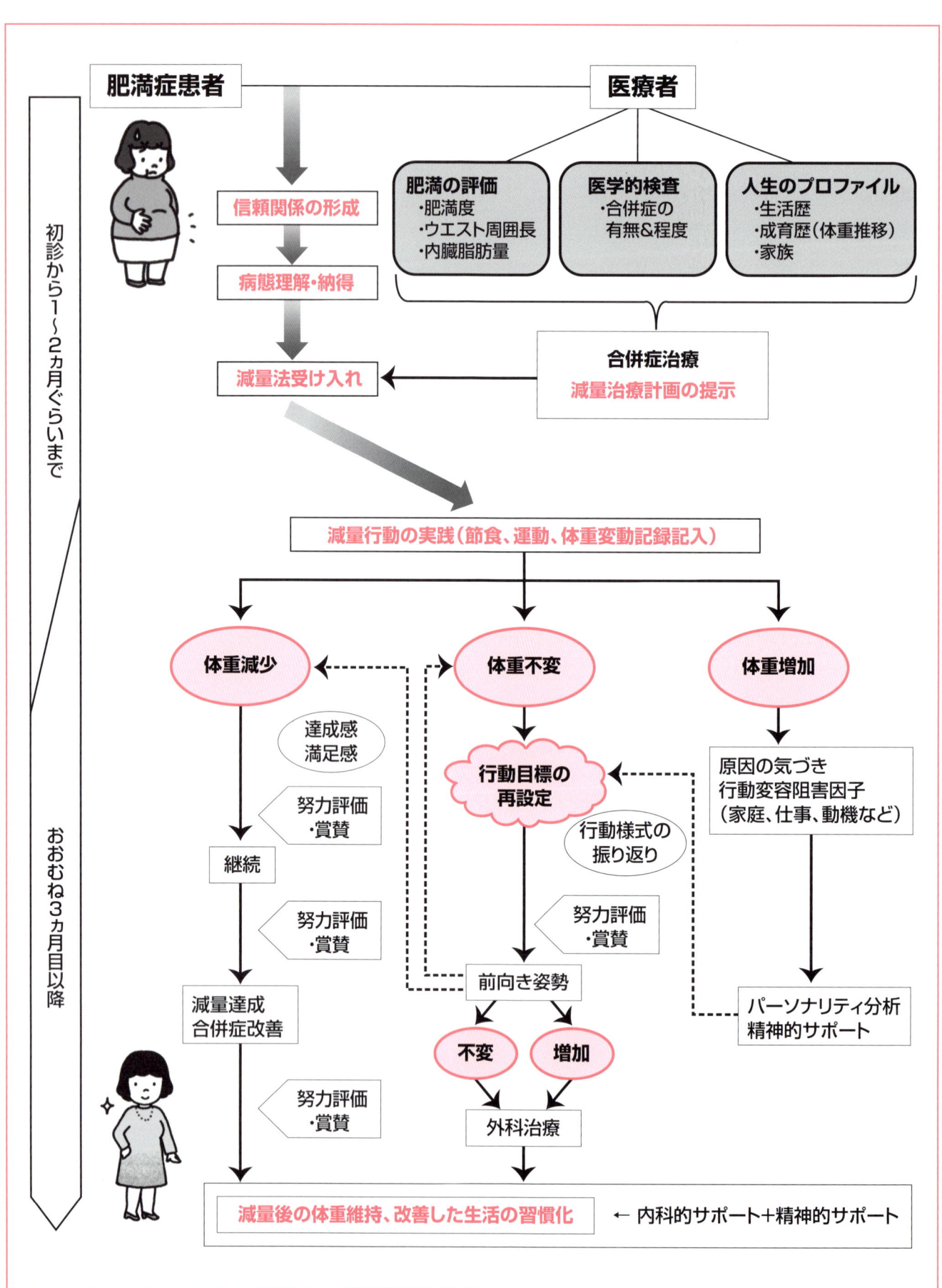

図5 肥満症治療の全体像

り、医療者の前では緊張しています。自分を否定されたり、生活習慣の問題点を指摘されたりすることを恐れているため、**はじめから指示的・命令的な形で会話を進めていくことは避けたほうがよいでしょう。**

たとえば、肥満歴やその要因を聞いていくなかで、その人の努力や苦労を評価し、理解を示すと、コミュニケーションの糸口をつかめることがよくあります。

Q3 医療者の指導に対して患者さんがひいてしまう例もありますが、どう対処すればよいですか。

肥満症患者は、一般に生活習慣を変えることが苦手で、指導を行ってもその達成がむずかしいため、アプローチのタイミングを誤ると、結果的に不全感を助長してしまいます。それを避けるためにはまず患者さんとの間に信頼関係を構築し、**患者さんの頑なさが緩和されて治療に対する意欲を見せた段階で、「これならできるかも…」「これをしてみようかな」と自ら言えるように誘導します。そのうえで、患者さんの提案を支持するような言葉かけや、医療者としてのアドバイスを与えるなど、段階を踏んでいくことが大事です。**

Q4 肥満症患者は、概して、のんきで無頓着に見えますが…。

肥満症患者のなかには、肥満に至る過程において精神的苦痛を食べることによって解決してきた人がいます。一見、のんきで無頓着であっても、隠された精神的苦痛の程度は、潰瘍性大腸炎患者の苦痛などと同等と言えるかもしれません。

治療に際しては、表面的な印象に騙されることなく、患者さんの気持ちに寄り添おうとする姿勢が一層求められます。

Q5 むしろ、ナイーブな面がある方が多いと聞きますが、どのように接したらよいですか。

肥満症患者の多くは、肥満に対して問題意識が低く、行動が変わりにくい傾向があるため、**無理に変化を求め**ると、態度を硬化させ、患者・医療者関係が悪化することがあります。それは、自信がなく、傷つきやすく、ストレス耐性も低いためと理解すべきです。

肥満症患者の代表的な性格特性の一つに「ハイラムダスタイル」が報告されていますが（**図6**）、これは自分にとって不快なものを無視、否認するという心理的防御反応です。

医療者は傾聴・共感的態度で臨み、内面の理解を深めながら、達成可能な目標を一緒に立て、小さな成功体験を積み重ねていく関わり方が求められます。 病状や予後についての説明も、ある程度信頼関係が築かれ、患者さんの警戒心がやわらいだ段階で、ツールを使用するなどしてできるだけわかりやすく伝えるとよいでしょう。

Q6 患者さんの内面を理解し、適切な支援を行うためのチーム医療とはどのようなものですか。

肥満症の治療には多職種による集学的アプローチが欠かせません。内科医、外科医、看護師、管理栄養士、理

ハイラムダスタイル

ロールシャッハ・テスト（包括システム）の
変数L（ラムダ）が1.51以上の場合をいう

複雑で曖昧な刺激を単純化する傾向をもつ

1. 自分の状態や外界の細かいニュアンスを正確に把握できない
　1）逃避的、防衛的態度（問題を回避しようとする）
　2）傍観者的態度（表面的な形式に従う）
　3）感受性に乏しい

2. 可塑性を欠き、固執的な思考や行動を示しやすい
　1）自発性、創造性に乏しい
　2）過去や未来よりも現在に関心が強い
　　（直接的な環境に形式的に従う）

L（ラムダ）　0.36〜1.50
平均 0.96：標準偏差 0.88：中央値 0.78
健常者の出現頻度
L≤0.35 14%：0.36<L<1.50 72%：1.51≤L 15%

高橋雅春・高橋依子・西尾博行（2007）ロールシャッハ・テスト解釈法 金剛出版

図6　肥満症患者に多い「ハイラムダスタイル」

第1章 肥満症の治療を始める前に

学療法士に加え、精神科医、臨床心理士などのメンタルヘルスの専門職、メディカルソーシャルワーカーなどの社会福祉の専門職などでチームを結成し、患者さんが抱える多面的な問題に対処する必要があります。定期的にカンファレンスを開催し、**チーム内での情報共有、職種間での意見交換を積極的に行うことが大切です**。

性格傾向などを含めた患者プロファイルをベースにした「健康管理ファイル（体重のグラフ化記録）」（**図7**）を作成し、統一された方針のもとに患者さんに接すると、信頼関係が構築され、治療効果の向上につながります。

Q7 健康管理ファイルが必要とのことですが、どのようなものですか。

体重の増減と主なイベント、検査値の変動に関する相互関係が一目でわかるようにグラフ化したり、リスクや合併症

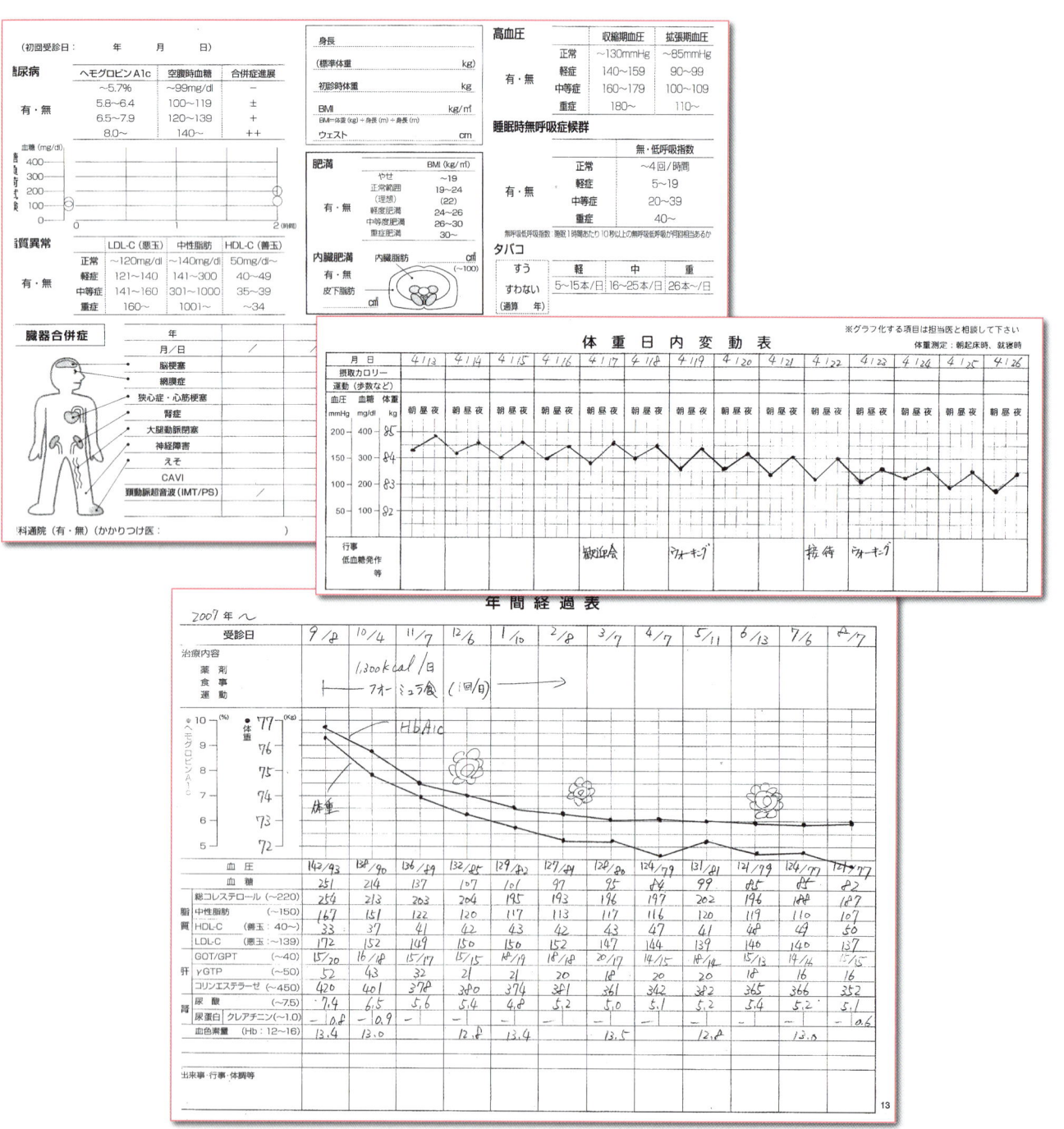

図7 健康管理ファイル（一例）

肥満症の総合的治療ガイド

をイラストで示したものを「健康管理ファイル」と呼びます。グラフ化する目的は、体重の変動と食生活・運動習慣とが密接に関わっている事実を実感してもらうことです。

肥満症患者には、高齢の人や知的な問題を有する人がいます。また、Q5の回答にもあるように、「ハイラムダスタイル」という自分に都合の悪いものは見ようとしない心理特性をもつ人もいます。こうした患者さんは特に、文章や耳からの情報よりも視覚的な情報のほうが理解しやすいため、健康管理ファイルのような目で見てわかりやすいツールが有益です。体重と検査値の経時的な変化から、患者さんが自分自身の生活習慣の問題点に容易に気づくことができるツールとして、健康管理ファイルは役立ちます。

Q8 健康管理ファイル（体重のグラフ化記録）は、どのように使うのですか。

健康管理ファイルは、**食を中心とした行動の問題点に患者さんが自ら気づき、修正に向かうことが期待できる行動療法ツールの一つです。**

体重の変動は、食生活や運動習慣が集約された客観的事実です。健康管理ファイルで1日2〜4回の測定体重をグラフ化し、可能であれば食事内容やイベントもあわせて記入します。なかには体重記録が続かない方もいますが、その理由は、体重の記録が面倒だったり、体重減少がなくあきらめてしまうなどです。**継続して記入することが大切なので、診察時には必ず目を通し、"記録している"をことをまず評価します。**減量できたところに賞賛の印を書き加えるなどの工夫は、患者さんのモチベーション維持に有効です。健康管理ファイルは、患者さんとのコミュニケーションツールとしても活用できます。

まとめ

- 患者さんの話を傾聴的態度で聞き、共感し、寄り添うことが信頼関係の構築につながる。
- メンタルヘルスの専門職を含めたチームで情報を共有し、治療方針の一元化を図る。
- 行動と体重変動の関係が一目でわかる「健康管理ファイル」などを用いる。

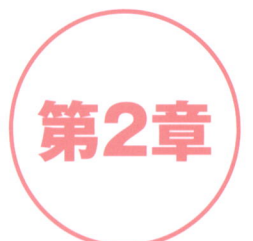

第2章 「肥満」と「肥満症」の診断および関連合併症の診方

項目1 「肥満」と「肥満症」の診断

問題点

- 肥満は、すべて病気として診療すべきか。
- 医療の対象となる肥満者をどう選別するか。
- 薬物治療が必要な人と不必要な人をどう区別するか。

─ 指針 ─

　日本肥満学会は、肥満を単に体重が重いという意味の「肥満」と、医学的に減量を必要とする「肥満症」を区別することを提唱しました[1]。これは世界でも初めての試みで、これまで曖昧であった医療介入が必要な減量治療対象者を、外見あるいは美容目的の減量対象者と区別し、肥満に関連する疾患の予防と治療を積極的に行い、国民生活の向上をめざすものです。

　両者を区別することにより、個人の問題にとどまらず社会的にも損失を与える「肥満症」を、個人の責任として放置せず、医療介入の必要な疾患として診療に取り込むことが可能となりました。

表1　肥満の判定と肥満症の診断基準

肥満の定義：脂肪組織が過剰に蓄積した状態で、BMI 25kg/m² 以上のもの。

肥満の判定：身長あたりの体重指数：BMI＝体重(kg)÷身長(m)² をもとに下表のごとく判定する。

表　肥満度分類

BMI(kg/m²)	判定	WHO基準
<18.5	低体重	Underweight
18.5≦～<25	普通体重	Normal range
25≦～<30	肥満(1度)	Pre-obese
30≦～<35	肥満(2度)	Obese class Ⅰ
35≦～<40	肥満(3度)	Obese class Ⅱ
40≦	肥満(4度)	Obese class Ⅲ

注1) ただし、肥満(BMI≧25)は、医学的に減量を要する状態とは限らない。
なお、標準体重(理想体重)は最も疾病の少ないBMI22を基準として、標準体重(kg)＝身長(m)²×22で計算された値とする。

注2) BMI≧35を高度肥満と定義する。

肥満症の定義：肥満症とは肥満に起因ないし関連する健康障害を合併するか、その合併が予測される場合で、医学的に減量を必要とする病態をいい、疾患単位として取り扱う。

肥満症の診断：肥満と判定されたもの(BMI≧25)のうち、以下のいずれかの条件を満たすもの
　1) 肥満に起因ないし関連し、減量を要する(減量により改善する、または進展が防止される)健康障害を有するもの
　2) 健康障害を伴いやすいハイリスク肥満
　　ウエスト周囲長のスクリーニングにより内臓脂肪蓄積を疑われ、腹部CT検査によって確定診断された内臓脂肪型肥満

(日本肥満学会：肥満症診断基準2011より引用)

肥満症の総合的治療ガイド

　日本肥満学会では、まず、肥満の程度、状態を表す指標として「肥満」が定義され、次いで、その中で治療対象となる「肥満症」を定義しています（表1）[2]。

肥満の定義

　肥満は、体格指数 [Body mass index (BMI) = 体重 (kg) ÷ 身長 (m) ÷ 身長 (m)] で求めます。肥満度は、BMI (kg/m²) の値により、18.5 > 低体重、18.5 ≦ 普通体重 < 25、25 ≦ 肥満1度 < 30、30 ≦ 肥満2度 < 35、35 ≦ 肥満3度 < 40、40 ≦ 肥満4度に分類されます。なお、BMI35以上を「高度肥満」と呼びます。

肥満症の定義

　肥満症とは、「**肥満に起因ないし関連する健康障害を合併するか、その合併症が予測される場合で、医学的に減量を必要とする病態**」（日本肥満学会）をいい、疾患単位として取り扱う（表2）。

肥満症の診断

　肥満（BMI≧25）のうち、以下のいずれかの条件を満たすもの。
1) 肥満に起因ないし関連し、減量を必要とする（減量により改善する、または、進展が防止される）もので、健康障害のあるもの
2) 健康障害を伴いやすい肥満（ハイリスク肥満）計測（ウエスト周囲長）で上半身肥満（内臓脂肪型肥満の疑い）があり、腹部のCTで内臓脂肪型肥満と診断（確定診断）されたもの

表2　肥満に起因ないし関連し、減量を要する健康障害

Ⅰ．肥満症の診断基準に必須な合併症
1) 耐糖能障害（2型糖尿病・耐糖能異常など）
2) 脂質異常症
3) 高血圧
4) 高尿酸血症・痛風
5) 冠動脈疾患：心筋梗塞・狭心症
6) 脳梗塞：脳血栓症・一過性脳虚血発作（TIA）
7) 脂肪肝（非アルコール性脂肪性肝疾患 / NAFLD）
8) 月経異常、妊娠合併症（妊娠高血圧症候群、妊娠糖尿病、難産）
※9) 睡眠時無呼吸症候群（SAS）・肥満低換気症候群
※10) 整形外科的疾患：変形性関節症（膝、股関節）・変形性脊椎症、腰痛症
11) 肥満関連腎臓病

Ⅱ．診断基準に含めないが、肥満に関連する疾患
1. 良性疾患：胆石症、静脈血栓症・肺塞栓症、気管支喘息、皮膚疾患（偽性黒色表皮腫、摩擦疹、汗疹）
2. 悪性疾患：胆道癌、大腸癌、乳癌、子宮内膜癌

※脂肪細胞の量的異常がより強く関与

（日本肥満学会：肥満症診断基準2011より引用）

1)「肥満」の診断基準

Q1　肥満の基準にBMIが用いられるのはなぜですか。

　肥満とは、身体に脂肪が過剰に蓄積した状態です。蓄積した脂肪の量を簡便に推定する指標として、国際的にBody mass index (BMI) [=体重 (kg) ÷ 身長 (m) ÷ 身長 (m)] が用いられています。

　わが国の診断基準では、BMI25 (kg/m²) 以上が「肥満」です。ただし、骨格筋が発達した運動選手、腎臓や心臓の病気でむくみ（浮腫）を来たし、そのために体重が増えている人の場合は、BMI 25以上でも必ずしも肥満とはいえません。「肥満」とは、あくまでも"体脂肪が過剰に蓄積した状態"のことです。

　日本肥満学会では、BMIで表される肥満（BMI 25kg/m²以上）を直ちに減量が必要な病気とはせず、肥満に起因ないし関連する健康障害を有し、医学的に減量が必要と考えられる状態を「肥満症」と定義しています。

Q2　BMIと生命予後は関係がありますか。

　BMIと生命予後、あるいは疾患発生率との関係については多くの論文があり、関連があることは明らかです。わが国の成人を対象とした調査では、BMI22付近で男女ともに有病率が最小となっています[3]。欧米の調査においても、BMI22.5〜25.0の区間で死亡率が最も低く、BMI25以上の区間では、BMIがおよそ5増加するにしたがって死亡率が約30%増加することが報告されてお

第2章　「肥満」と「肥満症」の診断および関連合併症の診方

り[4]、とりわけ心血管疾患による死亡率が高まります。

高血糖、高血圧、高コレステロール血症、高トリグリセライド血症、低HDLコレステロール血症の出現率は、BMIと正の相関を示し、BMI22付近に比べ、BMI25を超えるあたりからいずれの疾病の出現頻度も有意に上昇し、約1.5倍となっています。

一方で、BMIが低過ぎる場合も死亡率、有病率が高くなることが知られており、感染症の増加などが報告されています。

Q3　欧米とわが国で肥満の基準が異なるのはなぜですか。

日本人は、欧米人と比較して軽度の肥満でも糖尿病、高血圧、脂質異常などの動脈硬化危険因子を保有しやすいことがわかっています。その原因は不明ですが、一因として、膵臓β細胞が比較的軽度の肥満でも機能低下しやすいことが挙げられます。そのため、欧米の肥満基準が「BMI30以上」であるのに対し、わが国では「BMI25以上」としています。

なお、比較的軽度の肥満でも糖尿病などに罹患しやすい傾向はアジア人にほぼ共通で、アジア各国は「BMI 25以上」を肥満としています。

Q4　高度肥満にはどのようなリスクがありますか。

肥満は高度になるにつれ、糖尿病、高血圧、脂質異常など合併症の数が増えますが、BMI35以上では一般にこれらが重症化するとともに、睡眠呼吸障害（睡眠時無呼吸症候群：SAS）、睡眠呼吸障害を主因とする心不全、蛋白尿を伴う腎機能障害（肥満関連腎臓病）、さらには運動器機能障害（膝関節障害）、特異的な皮膚疾患などがみられるようになります（**図1**）。高度肥満は比較的若年者に多く、今現在、これらの合併症がみられなくても、将来、発症する危険性が高いことが問題です。なお、なかにはBMI35以上で筋肉体質のため健康で過ごす方もいますが、これらの方は、減量の対象にはなりません。

高度肥満でも糖尿病を有しない人がまれにいますが、これは膵臓のβ細胞機能が温存され、またインスリン抵抗性の因子が少ないために過度の脂肪蓄積が可能であったことが理由だと考えられます。しかし、このような人でもSASや肥満関連腎臓病、心不全といった合併症はよくみられます。

また、高度肥満の人は精神的問題や社会的問題を抱えていることが多いため、一般に治療の継続が難しく、いったん減量が成功してもリバウンドをしやすい傾向があります。

Q5　高度肥満者は、すべて減量すべきですか。

なかには、BMI35以上でも、内臓脂肪蓄積が少なく、合併症のない人がおり、BMIだけでは、直ちに「病気」とは診断できません。病気と診断し、減量を必要かを判断するには、合併症、あるいは内臓脂肪蓄積を確認する必要があります。

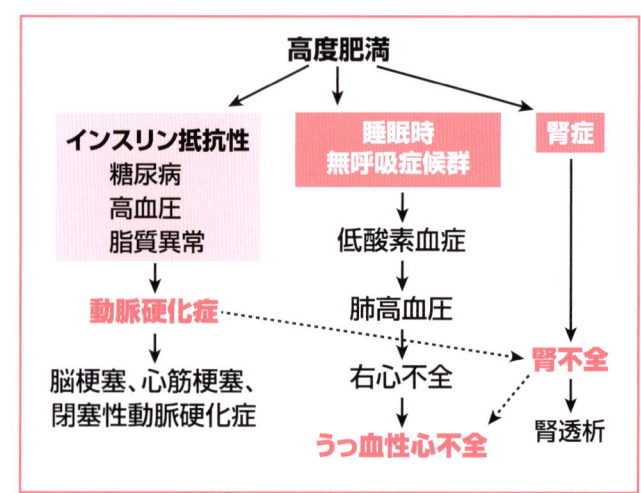

図1　高度肥満における重篤合併症の成り立ち

まとめ

- 「肥満」とは、体脂肪が過剰に蓄積した状態をいう。
- 現在、健康障害を持たず、また将来、健康障害が生じやすい内臓脂肪蓄積型でない場合は、肥満であっても医療の対象にならない。
- 日本人はBMI 22前後、欧米人はBMI 22.5〜25で生命予後がよい。
- 日本人（アジア人）は欧米人に比べBMIがより低値で特に糖尿病を発症しやすいため、BMI 25以上を「肥満」としている。
- 高度肥満（BMI≧35kg/㎡）は、糖尿病、高血圧、脂質異常以外に、睡眠呼吸障害、心不全、腎機能障害、さらに運動器障害を招きやすいことに注意すべきである。

2）「肥満症」の診断基準

Q1　「肥満」とは別に「肥満症」を定義しているのはなぜですか。

肥満は「体脂肪が過剰に蓄積した状態」ですが、必ずしも代謝異常を伴わない人が多数存在します。そのような人は、医学的見地からすれば、減量治療が必要とはいえません。

一方で、肥満の程度が軽くても、代謝異常などの健康障害を有する人が存在することが明らかになっています。そこで日本肥満学会では、健康障害の予防と改善のために減量治療を必要とするものを「肥満症」と呼んでいます。

「肥満症」を「肥満」とは別に定義しているのは、医療介入が必要な肥満者を抽出することを狙いとしているからです。また、単なるやせ願望による減量を医療から排除することも目的の一つです。

Q2　「肥満症」のなかには、現在合併症がみられないものもありますか。

あります。なぜなら、肥満症のなかには、すでに健康障害を伴うものだけでなく、将来、合併症を伴いやすいハイリスク肥満として「内臓脂肪型肥満」も含まれるからです。「肥満」とは別に「肥満症」を定義した目的は、前述したように、肥満者のなかから医療介入による減量の必要な人を抽出することですので、現在合併症がみられなくても、「内臓脂肪型肥満」であれば近い将来合併症の発生が予測されるため、「肥満症」となります。

Q3　「内臓脂肪量」を測定するには、どうすればよいですか。

内臓脂肪量を推定する方法としては、腹部CT検査の臍レベル断面像における脂肪面積によるものがあります（**図2**）。わが国では男女とも100cm²をカットオフ値とし、100cm²以上を「内臓脂肪蓄積」と判定しています。その根拠は、臍レベル断面の脂肪面積が100cm²

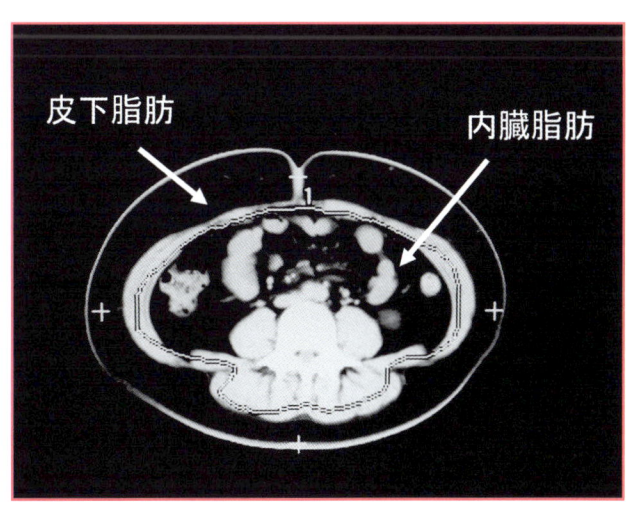

図2　腹部CT画像

第2章 「肥満」と「肥満症」の診断および関連合併症の診方

を超えると、合併症の数が平均で1を超えるからです[5]。

CT検査ができない一般診療所や検診施設では、ウエスト周囲長（臍周囲長）を用い、男性85cm、女性90cmが基準値になります。この基準値が、それぞれ内臓脂肪面積100cm²に相当します。なお、女性の基準値が男性を上回っているのは、女性は皮下脂肪が多いためです。

Q4 疫学調査によると、女性はウエスト周囲長（臍周囲長）80cmに閾値があり、アジア各国は80cmを採用しているようですが……。

健康診断のデータをもとに肥満関連危険因子をもつための閾値を求めると、日本人を対象とした成績の多くで、ウエスト周囲長（臍周囲長）が男性85cm前後、女性80cm前後を示します[6]。しかし、健康障害のうち動脈硬化に起因する疾患の発生率は、女性が男性の3分の1であり、また、この20年間で全体的に痩せ傾向にある日本女性を母数としたとき、体重の平均値は年々下がる傾向にあり、その集団での閾値は当然、しだいに低下します。それに合わせて閾値を下げると、女性の体重減少をますます促すことになり、問題となっている痩せによる月経不順、低体重児出産などをさらに助長するとの懸念があります。そのため、日本肥満学会は女性の内臓脂肪面積100cm²に相当するウエスト周囲長（臍周囲長）90cmを内臓脂肪型肥満の基準値として採用しており、本学会もそれを踏襲しています。

Q5 なぜ、内臓脂肪は危険なのですか。

内臓脂肪組織と皮下脂肪組織では、生理活性物質（アディポカイン/アディポサイトカイン）の分泌動態が異なり、内臓脂肪細胞のほうが直接的・間接的に、糖尿病、高血圧、脂質異常を来たしやすいとされています[7]。すなわち、内臓脂肪細胞は、TNFα、IL-1、IL-5、アンギオテンシノーゲンなどの催炎症作用物質、インスリン抵抗性物質を多く分泌し、逆に抗炎症作用やインスリン感受性増強作用のある善玉のアディポネクチン分泌が内臓脂肪増加により低下すること、また、マクロファージがより多く含まれることから、糖尿病、高血圧、脂質異常発症の一翼を担っているともいわれています。

内臓脂肪組織、特に腸間膜脂肪組織は、解剖学的に腸管で吸収された栄養成分が通過する最初の臓器であることから食事摂取の影響を受け、急激に肥大しやすいともいわれています。

まとめ

- 「肥満症」は、「減量で改善あるいは進行を抑えられる合併症をもつ肥満」と考え、合併症に関する全身検索を行い、それらを評価したうえで、積極的に医療の対象とし、減量を中心に指導する。
- 症状がない内臓脂肪蓄積型の人も、BMI25以上であれば「肥満症」と診断し、減量の対象となる。
- 内臓脂肪蓄積型の簡易診断基準は、ウエスト周囲長（臍周囲長）で男性85cm、女性90cm以上とする。
- 内臓脂肪が増加するとアディポサイトカインの分泌異常が起こり、代謝異常を来たしやすい。

3)「肥満症」の検査と診断

> **問題点**
> - 肥満症の診断に必要な内臓脂肪蓄積量はどのように測定するか。
> - インピーダンス法で腹部脂肪が測定可能といわれているが、使えるか。
> - ウエスト周囲長（臍周囲長）はどのように計測するか。
> - lean body massの測定は必要か。

Q1　内臓脂肪量の標準的な測定法は何ですか。

内臓脂肪量測定のゴールデンスタンダードとして、腹部CT臍レベル断面の内臓脂肪面積が現在、用いられています。測定時の注意点として重要なのは、息を吐いた状態で撮影することです。息を吸った状態では横隔膜が下方へ偏位し、その圧迫により、見かけ上の内臓脂肪面積が大きくなるからです。

また、撮影時のスライス位置は通常、臍レベルですが、臍部が下垂している人は臍部断面像が骨盤部に入ることがあるため、第4腰椎位置で計測します。

なお、種々のネットワーク対応型脂肪分布計測用のソフトウエアが開発されています。

Q2　CT法以外に検査機器を用いた内臓脂肪測定法はありますか。

内臓脂肪量の標準的な測定方法は臍レベルのCT検査ですが、検査機器を用いた測定法としては、他に下記の方法があります。

1 腹部超音波法

腹部超音波検査装置を用いて、腹壁正中部に存在する腹膜前脂肪組織の肥厚度を計測します。腹膜前脂肪組織の最大厚と腹壁皮下脂肪組織の最小厚を測定して評価します[8]。

2 生体インピーダンス法（腹部生体インピーダンス法、Dual impedance法）

脂肪の電気抵抗が、筋肉など他の組織よりも大きい性質を利用し、電気抵抗の度合いをもとに脂肪量を推計するもので、わが国では腹部生体インピーダンス法（**図3**）とDual impedance法（**図4**）による機器が製品化されています。前者は臍と背中の電極間で通電し、内臓脂肪量を推定する方法です。後者は腹部全体と腹部表層部のインピーダンスから内臓脂肪量の計測を行う方法です。両者ともに腹部CTで測定した内臓脂肪面積と相関の高いことが確認されています[9)10)]。

3 MRI法

腹部CT法と同じく、息を吐いた状態での撮影像で評価します。MR装置の技術進歩により高速撮影が可能になり、計測値の安定性が向上しています。

Q3　インピーダンス法はどのように活用しますか。

CT法と比較し、被曝の問題がなく、簡便であることがインピーダンス法のメリットです。一般診療所でも測定可能です。頻回の計測が可能であるため、肥満症やメタボリックシンドロームの臨床と研究において、経過の観察、治療効果の評価などに使用できると期待されています。

Q4　ウエスト周囲長（臍周囲長）を測る際、どのような点に注意すべきですか。

ウエスト周囲長（臍周囲長）測定時の注意点は下記の通りです。

1 姿勢及び呼吸の注意点

①立位で両足を揃え、腕を両側に下げてもらう。
②腹壁の緊張をとる。
③呼気の終期に計測する。

2 測定部位の注意点

①臍位で計測する（ただし、過剰な脂肪蓄積で腹部が膨隆下垂し臍が正常位にない人では、肋骨弓下縁と前腸骨稜上線の中点にて計測）。

第2章 「肥満」と「肥満症」の診断および関連合併症の診方

3 計測時の注意点

①非伸縮性の布製メジャーを使用する。
②腹囲の前後が水平位になるように計測する。
③メジャーが腹部に食い込まないようにする。
④0.1cm単位で計測する。
⑤空腹時に計測する（食事による測定誤差を避けるため）。

Q5 lean body massを測定する意味はありますか。

全体重から体脂肪を除いた、筋肉や骨、内臓などの総量が「除脂肪量（lean body mass：LBM）」です。除脂肪量は重要な身体の成分の総量であり、骨量減少と筋肉萎縮がみられる高齢者などでは減少します。つまり、

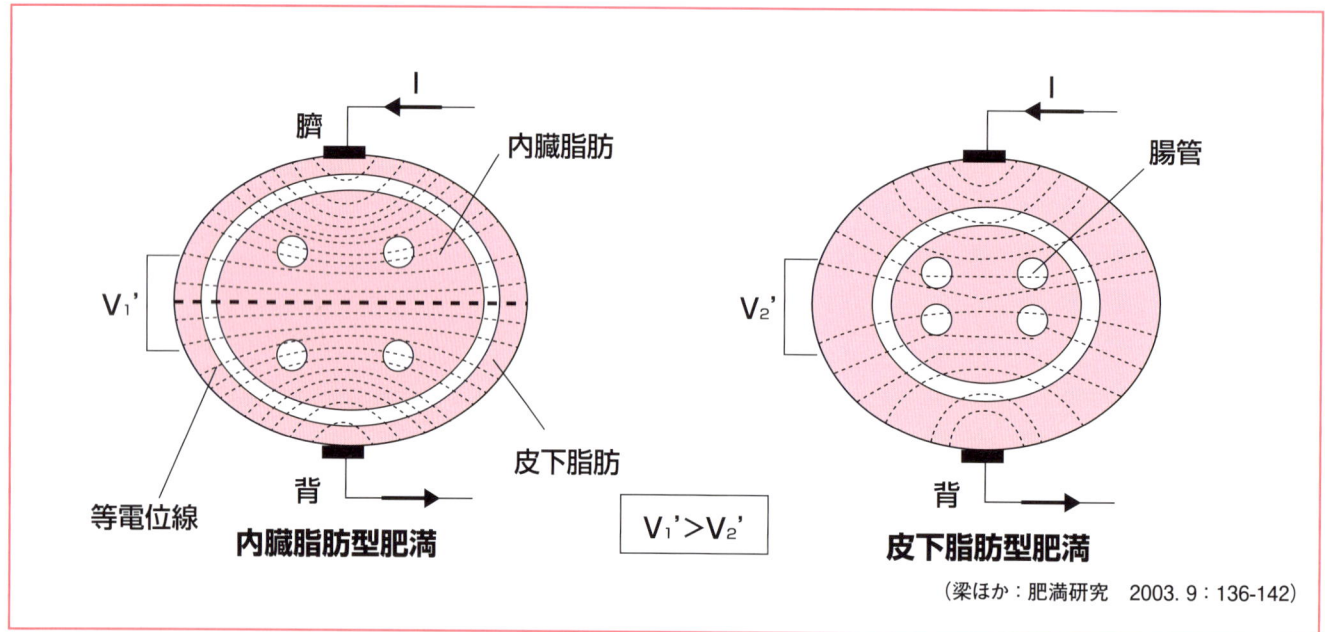

（梁ほか：肥満研究 2003.9：136-142）

図3 腹部生体インピーダンス法の測定原理

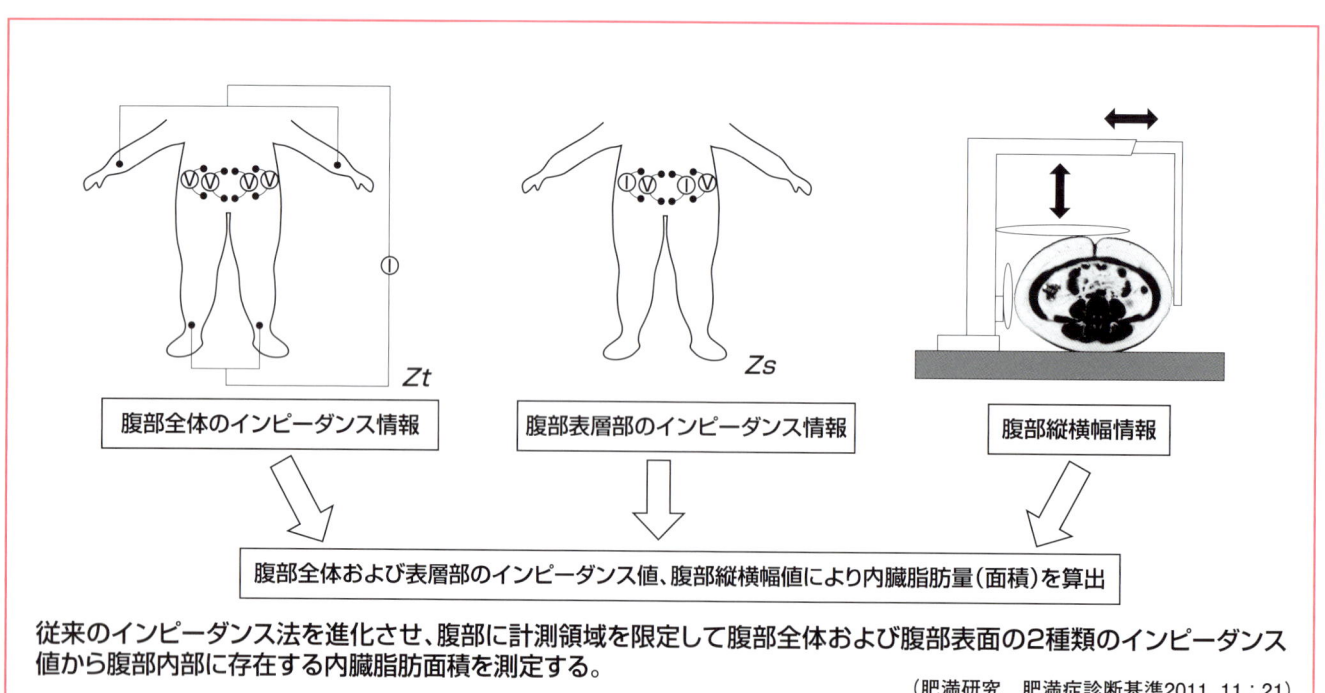

従来のインピーダンス法を進化させ、腹部に計測領域を限定して腹部全体および腹部表面の2種類のインピーダンス値から腹部内部に存在する内臓脂肪面積を測定する。

（肥満研究 肥満症診断基準2011.11：21）

図4 Dual impedance法の測定原理

LBMの減少は日常生活行動に大きく影響します。また、基礎代謝量は体重よりもLBMによって決まるため、必要摂取エネルギー量を算出するためにもLBMの測定は大切です。

肥満症治療においては、減量時にLBMが低下していないことを確認するため、LBMの測定は重要です。

LBMの測定法として、X線を照射し、その減衰率から骨と軟部組織を定量的に解析する二重X線吸収測定法（Dual Energy X-ray Absorptiometry:DEXA）や、インピーダンス法で得た脂肪量の計測値を体重から減じる方法などがあります。前者は装置が必要、後者は簡便ですが、まだ十分なデータの蓄積がないなどの問題があります。それぞれ利用できる範囲のなかで活用することは意味があると思われます。

> **まとめ**
> ●肥満症診断では、体重以外に、内臓脂肪測定が重要であり、その方法として、腹部CTをゴールデンスタンダードとするが、簡便法として、ウエスト周囲長（臍周囲長）、インピーダンス法、腹部超音波法などがあり、それらを駆使して診療にあたる必要がある。

■文献

1. Matsuzawa Y. [Obesity: Progress in diagnosis and treatment; A disease entity peculiar to Japan, himansho, obesity as a disease]. Nihon Naika Gakkai Zasshi. 2011 Apr 10;100(4):894-896.
2. 肥満症の診断基準2011, 肥満研究2011
3. Tokunaga K, et al. Ideal body weight estimated from the body mass index with the lowest morbidity. Int J Obes 1991; 15: 1-5.
4. Amy Berrington de Gonzalez, D.Phil., Patricia Hartge, Sc.D., James R. Cerhan, Ph.D., Alan J.Body-mass index and mortality among 1.46 million white adults N Engl J Med 2010;363:2211-2219.
5. Hiuge-Shimizu A, Kishida K, Matsuzawa Y,et.al., . Absolute value of visceral fat area measured on computed tomography scans and obesity-related cardiovascular risk factors in large-scale Japanese general population (the VACATION-J study). Ann Med. 2012 Feb;44(1):82-92. doi: 10.3109/07853890.2010.526138. Epub 2010 Oct 22.
6. Eguchi M, Tsuchihashi K, Saitoh S, Odawara Y, Hirano T, Nakata T, Miura T, Ura N, Hareyama M, Shimamoto K. Visceral obesity in Japanese patients with metabolic syndrome: reappraisal of diagnostic criteria by CT scan Hypertens Res. 2007 Apr;30(4):315-323.
7. Tchernof A, Després JP. Pathophysiology of human visceral obesity: an update. Physiol Rev. 2013 Jan;93(1):359-404. doi: 10.1152/physrev.00033.2011.
8. Suzuki R, Watanabe S, Hirai Y, Akiyama K, Nishide T, Matsushima Y, Murayama H, Ohshima H, Shinomiya M, Shirai K, et al. Abdominal wall fat index, estimated by ultrasonography, for assessment of the ratio of visceral fat to subcutaneous fat in the abdomen. Am J Med. 1993 Sep;95(3):309-314.
9. Ryo M, MaedaK, Onda T, et.al, A new simple method for the measuremmtof viscwral fat accumukllation by bioelectorical impedance. Diabetes Care,2005, 28:451-453
10. Ozhan H, Alemdar R, Caglar O, Ordu S, Kaya A, Albayrak S, Turker Y, Bulur S; MELEN Investigators. Performance of bioelectrical impedance analysis in the diagnosis of metabolic syndrome.J Investig Med. 2012 Mar;60(3):587-591. doi: 10.231/JIM.0b013e318244e2d9.

項目2 肥満関連合併症の診療

― 指針 ―

肥満症は、全身臓器障害、内分泌・代謝異常を伴っており、その診療にあたっては、医師をはじめとする医療者に、精神面も含め、全人的医療を行うことが求められます。他科の専門医に相談することも大切ですが、肥満症治療担当医は他科の知識も最低限、把握・理解しておくべきであり、常に集学医療の観点から支援を行うことが、よりよい医師・患者関係構築のための第一歩となります。

以下、各合併症について、診断法、肥満の関与機序、減量による改善度について簡単に述べていきます。

*基本的には、日本肥満学会の「肥満症診断基準2011」[1]に準ずる。

● 2型糖尿病、耐糖能異常

肥満は、2型糖尿病、耐糖能異常の主要な促進因子です。

糖尿病の診断の流れ[2]を図5に示します。糖尿病は空腹時あるいは随時血糖高値とHbA1c高値から診断可能であり、必ずしも経口ブドウ糖負荷試験（OGTT）を必要としません。しかし、肥満者は糖尿病の前段階である耐糖能異常を伴うことが多く、その診断にはOGTTが必須です。肥満では、肥大した脂肪細胞からインスリン感受性調節物質の分泌異常で全身臓器もインスリン抵抗性状態となって、糖尿病を悪化させると考えられています。

糖尿病が確認された際は、当然ながら、網膜症、腎症、神経障害、さらには、動脈硬化の進行度についても検査する必要があります。若年時に高度肥満があった人は、耐糖能異常の段階でも臓器障害が進むため、30代後半で網膜症の進展がみられたり、心筋梗塞に罹患したりしている方もいます。

肥満者においては、図6に示すように、摂取エネルギー量の制限と運動による消費エネルギー量の増加、そして体重減少によるインスリン抵抗性の改善効果により、耐糖能の改善が期待できます。受診時の体重から7％減をめざした食事療法の実施、運動習慣の是正により、糖尿病の発症が58％減少すると報告されています[3]。BMI

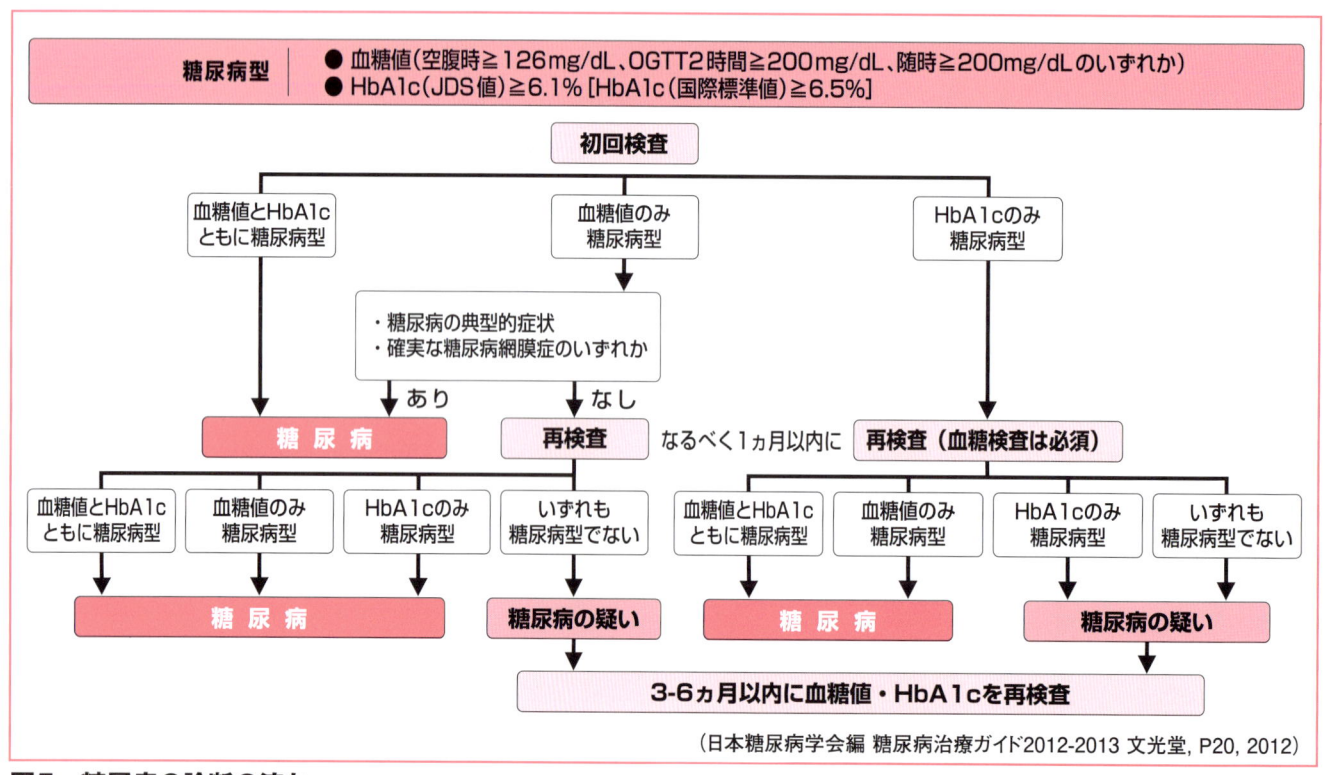

図5　糖尿病の診断の流れ

25以下であっても、22前後を目標に2～3kg減量するだけで、血糖値に改善がみられることはよくあります。

● 高血圧

高血圧は肥満症の主要な合併症であり、肥満者は非肥満者と比較して高血圧の出現頻度が2～3倍になるとされています[4]。

高血圧基準値は診察室血圧で140/90mmHg以上とされていますが、『高血圧治療ガイドライン2009』(日本高血圧学会)では、血圧の値とリスク要因から脳心血管リスクを層別化し、高血圧患者の血圧管理をするよう推奨しています(**表3**)[5]。糖尿病のある人の管理目標値は130/85mmHgです。

高血圧は、内臓脂肪の過剰な蓄積によるメタボリックシンドロームの重要症状であり、肥満によって高血圧が発生する機序として、アンギオテンシンIIの産生が高いことやカテコラミン高値の関与があります。また、肥満では食塩感受性高血圧に陥りやすく塩分摂取量の多さも高血圧の原因として指摘されています。

日本の非高血圧者を8年間観察した研究によると、腹部肥満者に高血圧の発生が2.33倍多く、内臓脂肪蓄積が高血圧の発症要因であると報告されています[6]。また、大規模臨床試験のメタ解析では、平均5.1kgの減量によって収縮期血圧4.44mmHg、拡張期血圧3.57mmHgの低下が得られており、減量が高血圧の治療に有効であることが示されました[7]。

● 脂質異常症

肥満は、しばしば脂質異常を伴います。LDLコレステロール140mg/dL以上、HDLコレステロール40mg/dL未満、トリグリセライド150mg/dL以上のいずれかにあてはまれば、脂質異常症と診断されます(日本動脈硬化学会、**表4**)[8]。BMI増加とともに、高トリグリセライド血症、低HDLコレステロール血症、高LDLコレステロール血症のいずれもみられますが、これらは減量で改善します。

高脂血症のWHO分類でみても、肥満ではIIa、IIb、III、

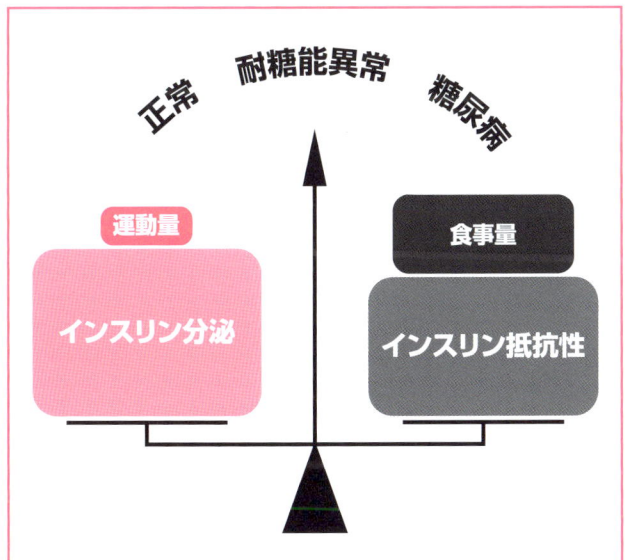

図6　耐糖能に影響する因子

表3　(診療室)血圧に基づいた脳心血管リスク層別化

リスク層 (血圧以外のリスク要因)	血圧分類	正常高値血圧 130-139/85-89 mmHg	I度高血圧 140-159/90-99 mmHg	II度高血圧 160-179/100-109 mmHg	III度高血圧 ≧180/≧110 mmHg
リスク第一層 (危険因子がない)		付加リスクなし	低リスク	中等リスク	高リスク
リスク第二層 (糖尿病以外の1-2個の危険因子、メタボリックシンドローム※がある)		中等リスク	中等リスク	高リスク	高リスク
リスク第三層 (糖尿病、CKD、臓器障害/心血管病、3個以上の危険因子のいずれかがある)		高リスク	高リスク	高リスク	高リスク

※リスク第二層のメタボリックシンドロームは予防的な観点から以下のように定義する。正常高値以上の血圧レベルと腹部肥満(男性85cm以上、女性90cm以上)に加え、血糖値異常(空腹時血糖110-125mg/dLかつ/または糖尿病に到らない耐糖能異常)、あるいは脂質代謝異常のどちらかを有するもの。両者を有する場合はリスク第三層とする。他の危険因子がなく腹部肥満と脂質代謝異常があれば血圧レベル以外の危険因子は2個であり、メタボリックシンドロームとあわせて危険因子3個とは数えない。

(日本高血圧学会　高血圧治療ガイドライン(JSH2009))

第2章 「肥満」と「肥満症」の診断および関連合併症の診方

Ⅳ、Ⅴ型のいずれの型もみられますが、減量でほぼ一様に改善させることができます。

脂質異常症の治療目標値は、動脈硬化性疾患の有無、危険因子の有無などに応じて設定されています。たとえばLDLコレステロール値は、高血圧、糖尿病、冠動脈疾患既往歴の有無で、それぞれ120mg/dL未満、100mg/dL未満、80mg/dL未満を目標とすることが推奨されています。なお、2012年、新たに詳細なガイドラインが出されています。

治療はまず減量目的の食事療法ですが、総摂取エネルギー量の制限だけではなく、食事内容（PFC比）が脂質異常症の改善度を大きく左右します。高LDLコレステロール血症には低脂肪食が、高トリグリセライド血症には低糖質食が有効です。ちなみに、急速な減量時にはHDLコレステロール値が一過性に低下しますが、3～4ヵ月後に上昇します。

糖尿病、メタボリックシンドロームの患者が含まれる100名以上を対象に、食事介入を12ヵ月間以上実施した治療成績では、2型糖尿病において内臓脂肪が減少した群でより著明な脂質プロファイル改善効果がみられたと報告されています[9)10)11)12)]。

●冠動脈心疾患

冠動脈心疾患は、心筋梗塞と狭心症に分類できます。心筋梗塞は、心筋壊死のバイオマーカー（トロポニンあるいはCK-MB）の持続的な上昇および低下に加え、①自覚症状（胸痛、胸部圧迫感などの症状）、②心電図上、異常Q波を認める、③心電図上、虚血性変化が認められる（ST上昇あるいは低下）、④冠動脈造影および形成術、⑤急性心筋梗塞の病理学的所見のうち、少なくとも1つを満たす場合に診断されます。

狭心症（慢性虚血性心疾患）は、自覚症状として胸痛発作（労作時、安静時、労作兼安静時）と、心電図上、ST低下等の異常があることが特徴です。

肥満は必ずしも冠動脈疾患の危険因子として扱われていませんでしたが、近年、メタボリックシンドロームが冠動脈心疾患の重要な危険因子であることが指摘されて以来、肥満、特に内臓脂肪型肥満が冠動脈疾患と深く関係すると認識されています。

狭心症の治療として減量は以前から第一選択ですが、減量によって冠動脈疾患発症率や再血行再建術率、心事故が減少するとの報告も数多くあります。

●心不全

高度肥満はもちろん、軽度でも肥満は心不全の促進因子です。高度肥満の人は体重による重力負荷に加え、肥満による二次的な換気不全や睡眠時無呼吸などを有するため、心肥大型の心不全（肥大型心筋症）の多いことが知られています。高血圧の合併も心不全促進の要因に挙げられます（**表5**）。心不全が重篤になると（**表6**）、突然死する例もあるため、迅速な対応が必要です。

フラミンガム研究（Framingham Heart Study）では、高度肥満（適正体重を75％以上上回る肥満）でない程度の肥満でも、心不全発症率が高いという結果が出ています。女性の場合は、太り気味（過体重、BMI＝25～30）のレベルでも心不全の有意な増加が認められ、適正体重の人と比べて男性でも1.90倍、女性では2.12倍の発症がみられ、BMIが1増えるごとに男性では5％、女性では7％増加したと報告されています[13)]。

高度肥満でないレベルの肥満でも、糖・脂質代謝や血

表4　脂質異常症の診断基準（空腹時採血）＊

LDLコレステロール	140mg/dL以上	高コレステロール血症
	120～139mg/dL	境界域高LDLコレステロール血症＊＊
HDLコレステロール	40mg/dL未満	低HDLコレステロール血症
トリグリセライド	150mg/dL以上	高トリグリセライド血症

- LDLコレステロールはFriedewald（TC－HDL－TG/5）の式で計算する（TGが400mg/dL未満の場合）。
- TGが400mg/dL以上や食後採血の場合にはnon HDL-FC（TC－HDL-C）を使用し、その基準はLDL-C＋30mg/dLとする。
- ＊ 10～12時間以上の絶食を「空腹時」とする。ただし、水やお茶などカロリーのない水分の摂取を可とする。
- ＊＊スクリーニングで境界域高LDLコレステロール血症を示した場合は、高リスク病態がないか検討し、治療の必要性を考慮する。

（日本動脈硬化学会　動脈硬化性疾患予防ガイドライン2012年版）

行動態の異常、左室リモデリング、酸化ストレスなどが複合的に作用し、心不全を引き起こすと考えられます。

心不全にはしばしば腎不全も合併しますが、心不全とともに睡眠時無呼吸の治療、さらに減量治療も実施したところ、心不全・腎不全とも著明に改善した例を経験しています。

心不全の診断には「フラミンガムうっ血性心不全診断基準」が用いられ、ベッドサイドでの診断が可能です（表7）。

● **腎疾患（肥満関連腎臓病）**

肥満の人の中には、糖尿病がなくても蛋白尿を認める例があり、腎機能低下に向かうこともあります。これは肥満関連腎臓病（ORG）と呼ばれるもので、最近注目されています。

表5　肥満と関連する心不全の型

急性肥大性心不全
高血圧性
急性肺水腫
心原性ショック
高拍出性心不全

表6　慢性心不全の重症度分類（NYHA分類を改変）

1度	心疾患はあるが、身体制限はない。
2度	軽度の身体制限あり、安静時無症状。
3度	高度な身体制限あり、安静時無症状。
4度	身体活動が制限される。心不全症状が安静時にも存在する。

表7　フラミンガムうっ血性心不全診断基準

大症状	小症状
・発作性夜間呼吸困難または起座呼吸 ・頸静脈怒張 ・ラ音 ・心拡大 ・急性肺水腫 ・S3 gallop ・静脈圧上昇（>16cmH₂O） ・肝頸静脈逆流	・下肢浮腫 ・夜間咳嗽 ・労作性呼吸困難 ・肝腫大 ・胸水貯留 ・肺活量が最大値の1/3以上の低下 ・頻脈（≧120/min）

大症状または小症状
5日間で4.5kg以上の治療による体重減少

診断
大症状2つか、大症状1つおよび小症状2つ以上を心不全とする

高度肥満では、糸球体内圧の上昇、ろ過量の増加がみられ、蛋白尿が出やすいとされていますが、持続的な糸球体高血圧・糸球体過剰ろ過は、蛋白尿のさらなる増加を生みます。

組織学的には、巣状分節性糸球体硬化症（Focal segmental glomerulosclerosis：FSGS）が肥満関連腎臓病の代表格であり、腎生検組織学的所見で、糸球体肥大やメサンギウムの拡大を呈することも知られています。

わが国では未だ肥満関連腎臓病の診断基準が確立されていませんが、次のような特徴を有しています。

1）肥満を有する（BMI≧25）
2）蛋白尿が主体である
3）糸球体肥大（≧200mm）や腎肥大を呈する
4）腎生検組織診断で、巣状分節性糸球体硬化症を呈するメサンギウム領域の拡大がみられることもある
5）糖尿病性腎症・高血圧性腎硬化症を除外できる

診断においては、これらすべての条件を満たす必要はありませんが、メタボリックシンドロームや糖尿病を合併した肥満に肥満関連腎臓病の頻度が高いとされます。早期診断のためには、尿蛋白の定量検査で尿アルブミン値を測定することが、糖尿病性腎症の診断同様、望ましいでしょう。

肥満関連腎臓病の診断推奨フローチャートは**図7**のとおりです。

なお、肥満関連腎病に伴う尿蛋白は、減量治療4～5kgで改善します。

● **脳梗塞**

脳梗塞は「急性に発症する脳動脈領域に対応する神経脱落症状が24時間以上持続し、頭部CTおよびMRI検査で責任病巣を確認できたもの」と定義され、診断もこれにより可能です。

BMIと脳梗塞の発症との関係は、必ずしも明確にはなっていません。しかし、内臓脂肪増加を示すウエスト周囲長やウエスト・ヒップ比が脳梗塞のリスクと関連することは、欧米や日本の久山町における疫学研究[14]から明らかです。

予防についても肥満者の減量治療が有効であることを示す研究報告はまだ存在しませんが、米国女性を対

第2章 「肥満」と「肥満症」の診断および関連合併症の診方

象とした検討では、体重増加率の高い群で脳梗塞の発症率が高いことが示されており、適切な体重を維持することが脳梗塞の予防につながると考えられます。また、脳梗塞の既往がある人で、減量により再発が抑制されたとの報告も存在しませんが、脳梗塞の既往があると再び脳梗塞を起こすリスクは高く、脳梗塞の危険因子である高血圧、糖尿病、脂質異常症は減量により確実に改善しますので、脳梗塞予防では減量治療を第一に進めるべきでしょう。

●高尿酸血症、痛風

高尿酸血症は、性・年齢を問わず、血漿中の尿酸溶解濃度である7.0mg/dLを超える場合と定義されます。一方、痛風は、長年にわたり蓄積した関節腔内の尿酸結晶によって起こる急性関節炎です。高尿酸血症はほかにも腎障害や骨破壊を引き起こすことがあります。動脈硬化に関しては、促進因子として確立されていませんが、尿酸の抗酸化作用で抗動脈硬化作用があるとの意見と、背景因子を含め動脈硬化促進因子になっているとの意見があります。

肥満と高尿酸血症については多くの横断的研究からBMI、体脂肪率との間に有意な正相関が存在することが明らかになっています。その機序として、肥満によりインスリン抵抗性が生じると、肝臓での解糖系が障害され、ペントースリン酸経路の活性化によるリボースの産生亢進を介して、プリン体合成が亢進すると考えられています。また、高インスリン血症により腎尿細管からのナトリウム再吸収が亢進すると、それに伴って尿酸の再吸収も亢進し、高尿酸血症が引き起こされるとされています。

痛風の発症については、肥満が危険因子となるとの報告があります(図8)。なお、高尿酸血症は減量により改善することが明らかになっています[15]。

●睡眠時無呼吸症候群(SAS)

肥満は、睡眠時無呼吸症候群(SAS)を引き起こす重要な危険因子とされています。肥満にSASが合併する病態をPickwichian症候群ともいいます。

無呼吸とは、10秒以上続く口・鼻の気流の停止を意味します。これに日中の眠気、倦怠感、熟眠感の欠如などを伴った場合に、SASと診断されます。睡眠1時間あたりの無呼吸低呼吸出現回数を無呼吸低呼吸指数(AHI)と呼び、「AHI 5以上15未満」が軽症、「15以上30未満」が中等症、「30以上」が重症とされており、治療選択の基準となります。

慢性的なSASを放置すると、低酸素血症による多血症、高血圧、夜間狭心症、心不全の原因となり、それらに換気不全が合併した場合は重篤な心不全、さらには腎機能低下も合併し、死に至ることもあるため、危険です。持続的陽圧呼吸療法(continuous positive airway

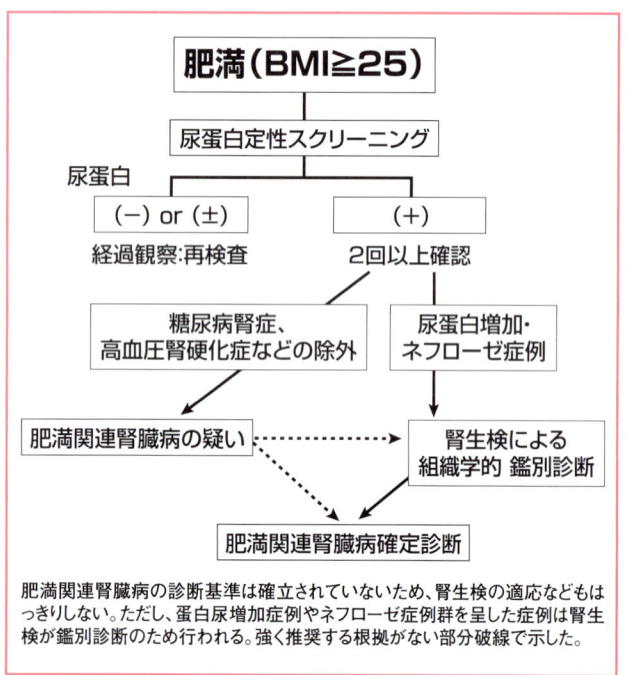

図7　肥満関連腎臓病診断フローチャート(推奨)

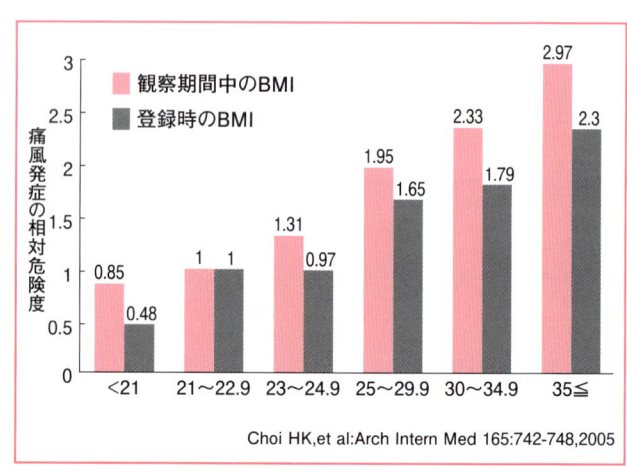

図8　肥満度と痛風の発症

pressure)を導入するとともに、減量治療を実施する必要があります。10～15％の減量により、AHIを25～50％低下させる効果があるとされています[16]。

●脂肪肝

肝細胞に中性脂肪が過度に沈着し、肝機能障害を呈する疾患を脂肪性肝疾患（fatty liver disease：いわゆる脂肪肝）と総称します。脂肪肝は、さらに非アルコール性脂肪肝（non-alcoholic fatty liver disease＝NAFLD）と、炎症性病変のある非アルコール性脂肪性肝炎（non-alcoholic steatohepatitis＝NASH）とに分けられ、後者は、肝硬変、さらには肝癌発症につながるとされています。

NAFLDは、1）血液生化学検査（ALT、AST：正常値から軽度上昇し、多くはALT優位、γ-GTP上昇、コリンエステラーゼ上昇）、2）腹部超音波検査、3）腹部CT検査により診断されます。NASHは、これらに加え、肝生検の病理像で、肝細胞変性・壊死、炎症性細胞浸潤、線維化などを伴う脂肪沈着がみられた場合に診断されます。いずれも肥満と密接に関係しています（**図9**、**表8**）[17]。

上野らの報告では、3ヵ月間の食事療法と運動療法により平均BMIを31から28に減少させたところ、脂肪沈着が有意に減少しました[18]。NASHにおける研究でも、1年間の食事療法で平均体重を98.3kgから95.4kgに減量させることにより、60％（9/15例）に組織学的な改善が認められています[19]。

脂肪肝の治療では、一般的に、生活習慣（食事、運動）の是正により、6～12ヵ月間で5～10％の体重減少を目標とすることが推奨されています。減量手術で体重を平均34.0kg（約52％）減量させることにより、約2年後にNASH例を含むNAFLDの組織学的な改善が認められました[20]。

●整形外科的疾患

1）変形性関節症（膝・股関節）

一般的に股関節症よりも膝関節症のほうが肥満との関連が強く[21]、女性でより肥満の影響が大きいといわれています[22]。変形性関節症は関節軟骨や骨に変形を来たす疾病ですが、多くで関節液の貯留がみられ、疼痛を伴います。診断は、臨床症状とX線による画像診断により可能です。

変形性関節症の主因は加齢ですが、下肢の関節には歩行時に体重の3倍以上の負荷がかかるため、その負

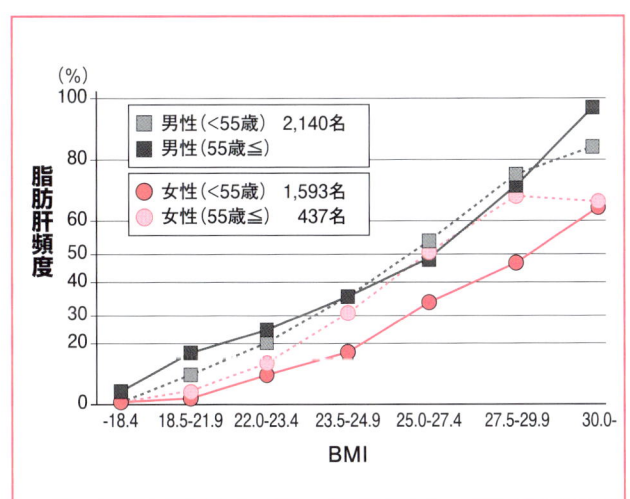

図9　BMIと脂肪肝有病率

表8　BMIと肝機能異常高値出現率

BMI	18.5-21.9				23.5-24.9				27.5-29.9			
性別	男性		女性		男性		女性		男性		女性	
年齢	<55	55≦	55<	55≦	<55	55≦	55<	55≦	<55	55≦	55<	55≦
AST	5.9	9.4	3.5	6.4	11.9	13.9	3.7	10.4	32.8	30.3	9.6	26.1
ALT	11.5	10.7	2.9	4.3	31.8	25.8	7.4	13.4	62.8	45.5	14.6	47.8
ChE	0.9	0.6	1.1	2.9	1.8	1.0	1.8	7.5	3.7	0	1.0	0
γGT	14.8	14.5	5.0	10.7	25.1	13.4	10.1	16.4	38.3	39.4	17.7	30.4

異常高値：　AST：31mU/mL≦；ALT：31mU/mL≦；ChE：505mU/mL≦；γGT：M 70mU/mL≦，F 45mU/mL≦

第2章 「肥満」と「肥満症」の診断および関連合併症の診方

荷を増大させる肥満が発症の危険因子となります[23]。

変形性膝関節症については、体重を10%減少させることにより、症状が平均28%改善したとの報告があり[24]、また、メタアナリシスでは20週間に5%以上減量すると、自覚症状（疼痛と不具合）の改善が認められたとの報告がある[25]など、減量による症状改善が期待できます。

2）変形性腰椎症

変形性腰椎症は、加齢ともに進行する腰椎の変形性変化で、椎間板の変性、骨棘形成、椎間関節の変性などが生じます。その症状は腰痛が主で、長距離歩行時、長時間の同一姿勢、転倒、重いものを持ったときなどに生じます。下肢痛やしびれ、冷感、知覚鈍麻などの神経症状（坐骨神経痛）、筋力低下などが出現した場合は、腰部脊柱管狭窄症による馬尾や神経根の圧迫が考えられます。

肥満と変形性腰椎症とは関連が認められており、減量は特に初期治療として有効なことがあります。

3）腰痛症

腰痛症とは、骨関節の形態に明白な異常がなく、軟部組織が原因と考えられる腰痛です。腰部の筋肉や筋膜の疲労が原因で起こる単純性腰痛症は、肥満と関係があり、減量治療によって軽減することが報告されています[26]。

●月経不順

肥満は卵巣機能障害・月経不順の原因となります。生殖機能という点で妥当なBMIは、欧米では22〜23と報告されています。内臓脂肪型肥満では高インスリン血症を来たすため、卵巣でのアンドロゲン産生が促進され、排卵障害・月経不順を引き起こすと考えられています。

減量によって多くの場合、月経周期と妊孕能が回復します。現体重の5%以上の減量で月経不順の改善に効果のあることが報告されています[27]。

●妊娠高血圧症候群、妊娠糖尿病、難産

肥満は、妊娠高血圧症候群、妊娠糖尿病、難産の危険因子です。

BMI25〜30の軽度肥満で、妊娠高血圧症候群はオッズ比1.44、妊娠糖尿病もオッズ比1.68と頻度が上がります[28]。

肥満に起因する難産では帝王切開施行率が高くなり[29]、また肺塞栓を併発しやすく、死亡例のうちBMI28以上が80%を占めています。

妊娠期間すべてを通して体重コントロールが推奨されます。推奨値は**表9**のとおりです。

●癌

肥満は、種々の悪性腫瘍の発症とも密接に関係することが明らかになっています（**図10**）。米国成人のコホート研究では、全癌死亡率はBMIが40以上の群で男性は1.52倍、女性では1.62倍と高率です[30]。

日本人を対象とした研究では、**胆管癌**は男女とも肥満者で有意に多く発生し、**胆嚢癌**は肥満女性の胆石保有

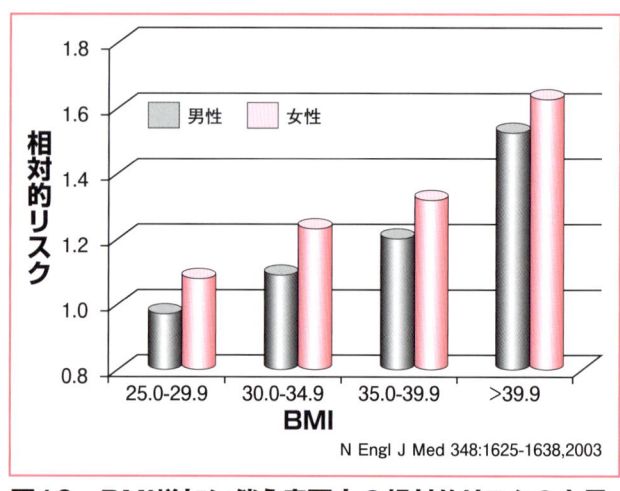

図10　BMI増加に伴う癌死亡の相対的リスクの上昇

N Engl J Med 348:1625-1638, 2003

表9　妊娠中の体重コントロール推奨値

妊娠前BMI	妊娠中の体重増加
やせ形妊婦（BMI＜18.5）	9〜12kg
標準体重（18.5≦BMI＜25）	7〜12kg
肥満妊婦（BMI≧25）	個別対応（5kg程度が一応の目安）

者で発生率が高いことが報告されています[31]。

　大腸癌・肝癌も肥満度に比例して発症率が増加し[32]、**乳癌**は肥満の閉経後女性で発症率が高いことが知られています[33]。**子宮内膜癌**の発症リスクはBMI30以上ではBMI22.0〜22.9に比べ4.5倍と報告されています[34]。

　ただし、それぞれの癌の発生機序に肥満がどう関連しているのかや、減量による発癌の予防効果は、まだよくわかっていません。

補足Q&A：

> **問題点**
> ● 肥満合併症は減量で予防および治療が可能か。
> ● 肥満関連腎臓病は減量で改善効果はあるか。
> ● 食事療法と薬物療法では合併症の改善効果に違いがあるか。

Q1　肥満症治療で生命予後は改善しますか。

　欧米の90万人のデータでは、BMI別の死亡率は22〜25で最小になることが報告されています。BMIが25以上では5増加すると死亡率が約30％増加しますが、特に心血管系の疾患による死亡率の増加が大きく、糖尿病、肝疾患、腎疾患、癌なども増加するためと考えられ、肥満者の生命予後は悪いといえます。「高度肥満」では、生命に関わる重篤な疾患を合併する率が高く、生命予後はさらに不良です。ただし、単純にBMIのみで規定されるものではなく、脂肪分布、合併症、民族、遺伝子の相違も関与します。

　減量治療で生命予後が改善したとの報告はこれまでほとんどありませんが、それは一般に内科的治療効果が十分でなかったことも一因です。高度肥満については、最近報告された減量手術後の長期予後調査で、著明な減量とともに、生命予後が改善していました。減量手術では、BMIの低下に加えて、種々合併症の改善作用があるため総合的な評価が必要ですが、肥満症治療の有用性を示すものと思われます。

Q2　肥満合併症で、内臓脂肪が原因の合併症と、そうでない合併症の区別はつきますか。

　糖尿病、脂質異常症、高尿酸血症、脂肪肝などの代謝異常、虚血性心疾患、脳梗塞などの**動脈硬化性疾患**は、**内臓脂肪蓄積との関連が特に強く**、発症や病態の進展に、アディポカイン／アディポサイトカインの関与が示唆されています。

　一方、**睡眠時無呼吸症候群（SAS）**や、**変形性関節症**などの整形外科的疾患、月経不順などは、体内の総脂肪蓄積量がより強く関与すると考えられていました。しかし、近年、これらについても内臓脂肪蓄積が増悪要因となっているとの報告が増えてきました。

Q3　減量治療によって、どのような合併症が改善しますか。

　ほとんどすべての代謝関連合併症は、減量治療により改善すると考えられます。特に、糖尿病、脂質異常症、高尿酸血症、脂肪肝などの代謝異常は、2〜3％程度の減量でも改善が認められることがあります。

　睡眠時無呼吸症候群（SAS）や整形外科的疾患の改善には、4〜5％の減量が必要のようです。一方、悪性腫瘍発症およびその進行に対する減量の効果については、確立された成績は報告されていません。

Q4　肥満関連腎臓病は、減量によりどの程度改善しますか。

　肥満関連腎臓病を放置すると腎不全になり、糖尿病が合併するとさらに進行が加速すると考えられますが、**減量により蛋白尿、腎機能が改善する**ことが報告されています[37][38]。肥満関連腎臓病の代表的な病理組織像

第2章 「肥満」と「肥満症」の診断および関連合併症の診方

（巣状糸球体硬化症、糸球体の肥大、糸球体毛細血管の拡張、メサンギウム細胞増殖・基質の増加、上皮細胞肥大など）も、減量により改善するとの報告があります。

また、睡眠時無呼吸は肥満関連腎臓病の増悪要因です。無呼吸の改善のみで肥満関連腎臓病が改善するかどうかは、はっきりわかっていません。

Q5 食事療法と薬物療法による減量で、合併症の改善度は異なりますか。

減量体重とさまざまな肥満関連合併症の改善度はほぼ一定の関係がありますが、**食事療法と薬物療法では改善度に差のある**ことが知られています[39]。また、食事療法の種類によっても改善度は異なります。

まず食事療法の種類による違いですが、一般に、同程度の体重減少がみられても、高蛋白・低糖質食のほうが低蛋白・高糖質食よりも、血圧低下、血糖改善度が高いと報告されています。また、高蛋白・低糖質食のほうがリバウンドしにくいといわれています[37]。

次に、食事療法と薬物療法では、同じように2～3kgの体重減少がみられても、**薬物療法（マジンドール）による血圧および血糖改善度は高蛋白・低糖質食に比べて低いが**[39]、3kg以上減量が進むと同等に向上するとの報告があります。

減量治療を行うにあたっては常に、血圧や代謝関連データの改善、合併症改善を確認しながら進めることが求められます。

まとめ

- 肥満症は、身体（全身）、精神心理、社会的側面に及ぶ疾患としてとらえることが適切である。したがって、まさに全人的医療が求められる。
- 3～4kg程度の減量により短期的に代謝異常が改善するが、運動器機能障害、呼吸不全、腎不全、心不全の予防のためには、長期的にはBMI25以下をめざすことが望まれる。
- 肥満関連合併症（糖尿病、高血圧、脂質異常、高尿酸血症）の治療には、各疾患に対応した薬物療法が有効だが、あくまでも「執行猶予期間での応急処置」と考え、根治療法である「減量」を絶えず進める必要がある。
- 内臓脂肪は減量治療により減少しやすいため、治療マーカーとして有用である。
- より代謝改善効果の高い減量法として、食事のPFC（蛋白質・脂質・糖質）バランス、薬剤、運動などを総合的に考慮していく必要がある。

■文献

1. 肥満症診断基準2011、肥満研究2011
2. 日本糖尿病学会編　糖尿病の治療ガイドライン2013-2013, 文光堂
3. Diabetes Prevention Program Research Group: Reduction in the incidence of type 2 diabetes with lifestyle intervention or metoformin. N Engl J Med 346:393-403, 2002.
4. Expert panel on detection, evaluation, and treatment of high blood cholesterol in adults: Executive summary of the third report of the national cholesterol education program (NCEP) expert panel on detection, evaluation, and treatment of high blood cholesterol in adults (Adult Treatment Panel III). JAMA 2001, 285: 2486-2497.
5. 日本高血圧学会高血圧治療ガイドライン作成委員会編:高血圧治療ガイドライン2009.
6. Ohnishi H, Saitoh S, Akasaka H, et al. : Incidence of hypertension in indivisuals with abdominal obesity in a rural Japanese population: Tnnno and Sobetsu study. Hypertens Res 2008, 31: 1385-1390.

7. Neter JE, Stam BE, Kok FJ, et al. : Influence of weight reduction on blood pressure : a meta-analysis of randomized controlled trials. Hypertension 2003, 42: 878-884.
8. 日本動脈硬化学会、動脈硬化性疾患予防ガイドライン 2012年版
9. Sacks FM, Bray GA, Carey VJ et al.: Comparison of weight-loss diets with different compositions of fat, protein, and carbohydrates.
10. Gardner CD, Kiazand A, Alhassan S, et al.: Comparison of the Atkins, Zone, Ornish, and LEARN diets for change in weight and related risk factors among overweight premenopausal women: the A TO Z Weight Loss Study: a randomized trial.: JAMA. 2007 Mar 7;297(9):969-977.
11. Dansinger ML, Gleason JA, Griffith JL, Selker HP, Schaefer EJ.: Comparison of the Atkins, Ornish, Weight Watchers, and Zone diets for weight loss and heart disease risk reduction: a randomized trial. JAMA. 2005 Jan 5;293(1):43-53.
12. Shai I, Schwarzfuchs D, Henkin Y, et al.: Dietary Intervention Randomized Controlled Trial (DIRECT) Group.: Weight loss with a low-carbohydrate, Mediterranean, or low-fat diet.: N Engl J Med. 2008 Jul 17;359(3):229-241.
13. Satish Kenchaiah, M.D., Jane C. Evans, D.Sc., Daniel Levy, et al.: Obesity and the Risk of Heart Failure: N Engl J Med 2002; 347:305-313.
14. 清原裕、心血管病の時代的推移と現状:久山町研究、THE JOURNAL of JAPANESE COLLEGE of ANGIOLOGY Vol. 48, 2008
15. Choi HK, Atkinson K, Karlson EW, Curhan G.: Obesity, weight change, hypertension, diuretic use, and risk of gout in men: the health professionals follow-up study. Arch Intern Med. 2005 Apr 11;165(7):742-748.
16. Noseda A, Kempenaers C, Kerkhofs M, Houben JJ, Linkowski P.: Sleep apnea after 1 year domiciliary nasal-continuous positive airway pressure and attempted weight reduction. Potential for weaning from continuous positive airway pressure. Chest. 1996 Jan; 109(1):138-143.
17. Masuoka HC, Chalasani N. Nonalcoholic fatty liver disease: an emerging threat to obese and diabetic individuals. Ann N Y Acad Sci. 2013 Jan 30. doi: 10.1111/nyas.12016. [Epub ahead of print]
18. Ueno T, Sugawara H, Sujaku K, et al.: Therapeutic effects of restricted diet and exercise in obese patients with fatty liver. J Hepatol 1997, 27: 103-107.
19. Huang MA, Greenson JK, Chao C, et al.: One-year intense nutritional counseling results in histological improvement in patients with non-alcoholic steatohepatitis: A pilot study. Am J Gastoenterol. 2005, 100: 1072-1081.
20. Dixon JB, Bhathal PS, Hughes NR, et al.: Nonalcholic fatty liver disease: Improvement in liver histological analysisi with weight loss. Hepatology. 2004, 39: 1647-1654.
21. Lequesne MG, Mery C, Samson M, Gerard P.: Indexes of severity for osteoarthritis of the hip and knee. Validation--value in comparison with other assessment tests. Scand J Rheumatol Suppl. 1987;65:85-89.
22. 古賀良生:疫学調査による変形性膝関節症の病態.古賀良生編,変形性膝関節症.東京;江南堂, 2008
23. Tim D Spector, DeborahJ Hart, David V Doyle. Incidence and progression of osteoarthritis in women with unilateral knee disease in the general population: the effect of obesity.Annals of the Rheumatic Diseases 1994; 53: 565-568.
24. Christensen R, Astrup A, Bliddal H.: Weight loss: the treatment of choice for knee osteoarthritis? A randomized trial. :Osteoarthritis Cartilage. 2005 Jan;13(1):20-27.
25. Stephen PM, Richard FL, Gary DM, Timothy MM, W. Jack R, Mary AS, Walter HE Jr., Marco P, Jeff DW.: Exercise and Dietary Weight Loss in Overweight and Obese Older Adults With Knee Osteoarthritis. ARTHRITIS & RHEUMATISM Vol. 50, No. 5, 2004, 1501-1510.
26. Melissas J, Volakakis E, Hadjipavlou A.: Low-back pain in morbidly obese patients and the effect of weight loss following surgery. Obes Surg. 2003 Jun;13(3):389-393.
27. Kiddy DS, Hamilton-Fairley D, Bush A, Short F, Anyaoku V, Reed MJ, Franks S.; Improvement in endocrine and ovarian function during dietary treatment of obese women with polycystic ovary syndrome.; Clin Endocrinol (Oxf). 1992 Jan;36(1):105-111.
28. Sebire NJ, Jolly M, Harris JP, et al.: Maternal obesity and pregnancy outcome: a study of 287,213 pregnancies in London.: Int J Obes Relat Metab Disord. 2001 Aug;25(8):1175-1182.
29. Young TK, Woodmansee B.: Factors that are associated with cesarean delivery in a large private practice: the importance of prepregnancy body mass index and weight gain.: Am J Obstet Gynecol. 2002 Aug; 187(2):312-318; discussion 318-320.
30. Calle EE, Rodriguez C, Walker-Thurmond K, Thun MJ.: Overweight, obesity, and mortality from cancer in a prospec-

第2章 「肥満」と「肥満症」の診断および関連合併症の診方

tively studied cohort of U.S. adults. N Engl J Med. 2003 Apr 24;348(17):1625-1638.
31. Ishiguro S, Inoue M, Kurahashi N, Iwasaki M, Sasazuki S, Tsugane S.Risk factors of biliary tract cancer in a large-scale population-based cohort study in Japan (JPHC study); with special focus on cholelithiasis, body mass index, and their effect modification. Cancer Causes Control. 2008 Feb;19(1):33-41. Epub 2007 Sep 30.
32. Otani T, Iwasaki M, Inoue M; Shoichiro Tsugane for the Japan Public Health Center-based Prospective Study Group. Body mass index, body height, and subsequent risk of colorectal cancer in middle-aged and elderly Japanese men and women: Japan public health center-based prospective study. Cancer Causes Control. 2005 Sep;16(7):839-850.
33. Amadou A, Hainaut P, Romieu I.: Role of obesity in the risk of breast cancer: lessons from anthropometry. J Oncol. 2013;2013:906495. doi: 10.1155/2013/906495. Epub 2013 Feb 3.
34. Bjørge T, Engeland A, Tretli S, Weiderpass E.: Body size in relation to cancer of the uterine corpus in 1 million Norwegian women.: Int J Cancer. 2007 Jan 15;120(2):378-383.
35. Whitlock G, et al.; Prospective Studies Collaboration. Body-mass index and cause-specific mortality in 900 000 adults: collaborative analyses of 57 prospective studies. Lancet. 2009; 373: 1083-1096.
36. Nicolas VC, John SS, Moishe L, Didier L, Stephane A, Alexander M, Lloyd DM.: Surgery decreases long-term mortality, morbidity, and health care use in morbidly obese patients. Ann Surg 2004;240: 416-424.
37. Saiki A, Nagayama D, Ohhira M, Endoh K, Ohtsuka M, Koide N, Oyama T, Miyashita Y, Shirai K.: Effect of weight loss using formula diet on renal function in obese patients with diabetic nephropathy. Int J Obes (Lond). 2005 Sep;29(9):1115-1120.
38. Getty JL, Hamdallah IN, Shamseddeen HN, Wu J, Low RK, Craig J, Ali MR. Changes in renal function following Roux-en-Y gastric bypass: a prospective study. Obes Surg. 2012 Jul;22(7):1055-9. doi: 10.1007/s11695-012-0617-0.
39. 齋木厚人，小山朝一，宮下洋．肥満2型糖尿病にフォーミュラー食，マジンドールを用いた減量時の糖脂質代謝変動比較．肥満研究 10号:287-291 2004

第3章 肥満症治療の実際

項目1 減量のメカニズム

疑問点
- 減量はどのぐらいのスピードが適切か。
- 高度肥満の患者は減量できない理由を体質のせいにしがちだが、どのぐらいの関与があるか。
- 内科療法で効果が出ない場合、外科治療の選択はあるか。

Q1 肥満症治療では、1ヵ月の体重減少目標値はどのくらいに設定するのが適切ですか。

蛋白質、ビタミン、ミネラルを必要量補ったうえでエネルギー成分を極端に減らした超低エネルギー食療法（VLCD療法500～800kcal/日）では、1日300gの減量が得られると報告されています。それは、1日必要エネルギー量を2,100kcalとした場合、これを脂肪組織のみで補うと、2,100kcal÷7kcal（1g脂肪組織）＝300gとなります。すなわち、エネルギー学的には摂取エネルギーを1日断つことで約300g/日減量可能を意味します。

減量初期は500g/日前後減ることもありますが、これは主に体内水分量の低下によるためです。長期的に300g/日以上の減量は、蛋白異化が生じるため、回避すべきです。

低エネルギー食（800～1,400kcal/日）では、実際70～120g/日、2.0～4.0kg/月ぐらい減量できます。一般には、この減量目標2.0～4.0/月ぐらいが適切でしょう。

Q2 脂肪組織10kgは何日分のエネルギーに相当しますか。

先に述べましたが、1gの脂肪組織は7kcalに相当します。1日に2,100kcalを必要とした場合、脂肪組織が300gあれば、これを補うことが可能です。したがって、10kg÷0.3kg≒30日の計算により、**10kgの脂肪組織は30日分のエネルギーを蓄えていることになります**。また、標準体重を30kg上回っている人は、約3ヵ月分のエネルギー備蓄があることを意味します。ただし、これはあくまでエネルギーのみの計算であり、食事としては、筋肉、骨、代謝をつかさどる蛋白質、ビタミン、ミネラルを、毎日、十分量とる必要があります。

Q3 減量にかける期間はどのくらいが適切ですか。

Q1で示したように、1ヵ月に減量できる体重は限られています。一般の食事で必要な栄養素を摂取しながら**無理なくできる減量は1ヵ月間で2～3kgまでです**。たとえば30kgの体重減少が必要な人の場合、月に2～3kgの減量を10～15ヵ月間続ける必要があります。

Q4 食事療法と運動療法とでは、どちらが有効ですか。

減量の原理は、エネルギーバランスを負にすることですが（**図1**）、たとえば体重60kgの人が1時間ジョギングをして使うエネルギー量は約500kcalで、これはほぼラーメン1杯分のエネルギー量です。すなわち、ラーメン一杯を食べないことはジョギングを1時間すること

肥満症の総合的治療ガイド

に相当します。**運動よりエネルギー摂取制限をしたほうが容易に減量ができるということです。**

ただし、運動療法にはインスリン抵抗性の改善や筋肉量の維持、心肺機能の向上といった効果があり、食事療法に並行して実施することが重要です。

Q5 「運動をしたのに太ってしまった」という患者さんがいました。なぜですか。

一番の理由は、摂取エネルギー制限が十分でなかったためと考えられます。多くは"空腹"と"思い込み"で食べる量が増えたからです。運動療法単独では減量効果に乏しく、過剰に摂取したエネルギーを消費するには不十分と認識しなければなりません。他の原因としては、運動時間が短かったり、ゆっくりした歩行やストレッチのみを行っていたりした可能性も考えられます。

また、十分な運動量にも関わらず体重が減らない原因として、レジスタンストレーニングの結果、筋肉量が増加した可能性も考えられます。定期的に腹部CTやインピーダンス法で体脂肪量・筋肉量を評価することが大切です。

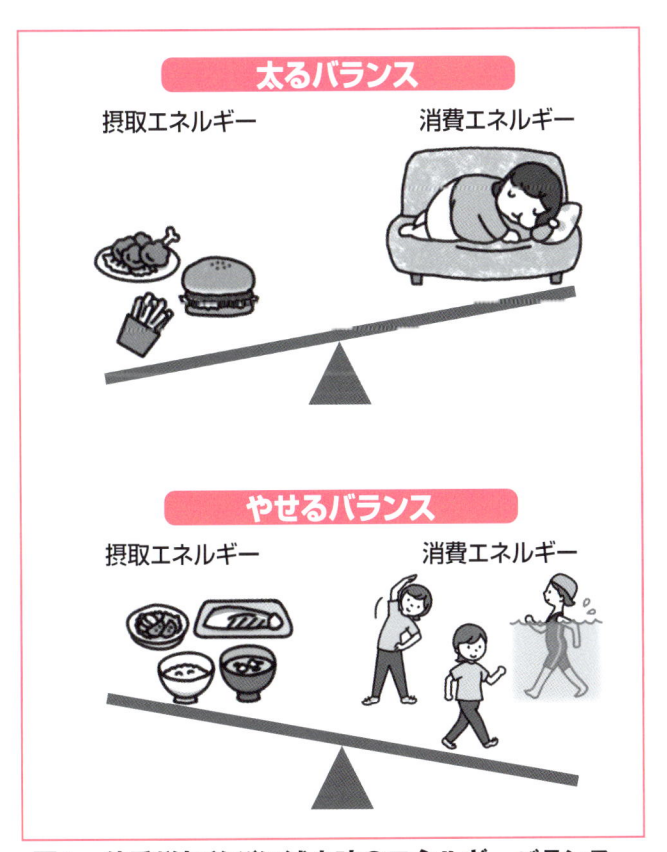

図1　体重増加並びに減少時のエネルギーバランス

Q6 ストレスと体重には関係がありますか。

ストレスは体重変動に大きな影響を与えます。 肥満症治療では、患者さんから過去の体重変動時の生活状況や精神状態についても聴取し、体重増加に影響を与えたイベントや因子を分析し、共感を示しながら治療を進めることが重要です。さらに、対処法についても、患者さんとともに模索することが望まれます。

Q7 やせにくい体質があるといわれていますが、どのくらいそのような体質の関与はありますか。

肥満に関しては、遺伝的要因が25％で、残りの75％が食生活・運動などの生活習慣によるとの報告があります。日本人では熱産生を促進するβ3アドレナリン受容体遺伝子に変異（Trp64Arg）を持つ人が34％おり、これらの人は持っていない人に比べ、**基礎代謝量が200kcal/日低いため、やせにくい**と考えられています。このほかにも基礎代謝量に影響する肥満関連遺伝子があります。したがって、体質も無視はできませんが、生活習慣がより強く関与しています。

Q8 水を飲んでも太るという患者さんもいますが、実際はどうですか。

水を飲むだけでは太りません。患者さんの体重が増加したのはエネルギー成分の過剰摂取のためです。一般に肥満症患者は、食べたという実感に乏しい特徴があります。したがって、「食べたでしょう」と質問すると、「食べていない」「私は水を飲んでも太る体質だ」などの返事が戻ってきます。そのような方には、起床時、寝る前、毎食前後に体重を測定し、グラフにしてもらうことなどにより、自身の体重変動が食物摂取と関係している点に気づいてもらうことが大切です。

Q9 外科治療は選択肢に入れるべきですか。

内科で診ていても改善しない、または減量できない高度肥満に対して、外科治療は有効な減量手段の一つ

第3章　肥満症治療の実際

です。しかし、手術後のフォローアップが重要で、食事療法を継続しつつ、合併症の経過観察も十分に行う必要があります。手術をしても、生活習慣が変わらなければ、数年後にはリバウンドが起きてしまいます。栄養障害や精神的トラブルなどが出現することもあるため、外科医のみならず、内科医・精神科医・管理栄養士・看護師・臨床心理士などが参加したチーム医療体制を整えておくことが必要です。

米国では2009年の糖尿病治療ガイドラインに、「食事療法や薬物療法にて血糖コントロールができない肥満2型糖尿病患者に対しては、胃切除術などの外科的手術（メタボリック・サージャリー）も考慮される」と記載されています。

今後は、日本でも肥満を合併した糖尿病患者に対し、内科的な減量治療で十分効果の得られない場合は、外科治療も選択肢になると考えられます。

まとめ
- 食事療法で総摂取エネルギー量を減らし、並行して、筋肉の減少を来さないよう、運動療法も行う。
- 低エネルギー食下で減量が得られにくい人がいるが、多くの人の体重減少量は総摂取エネルギーに依存している（1日540kcalのフォーミュラ食を入院で行うと、ほぼ一様に1日250～300g減る事実がある）。
- 内科療法で十分な減量が得られない場合、長期減量と代謝異常改善に有効な外科治療は手段の一つとなるが、十分な内科的サポート体制のもとで行う必要がある。

項目2 保存的治療

1) 食事療法

　肥満症治療食は、エネルギー制限が基本ですが、筋肉量を減らさない、また、代謝活性を落とさないようにする必要があります。それには、蛋白質をしっかり確保し、窒素バランスが負にならないようにするとともに、各種ビタミン、ミネラルを必要十分量摂取することが大切です。その方法として、調製食（フォーミュラ食）を用いる場合もあります。エネルギー成分（糖質、脂質）を極力減らし、蛋白、ビタミン及びミネラルは1日必要量を3袋で摂取できるように調製されたパウダー状のものを水に溶かして飲んでもらうものです。一般食3食のうち1回だけフォーミュラ食を用いる方法もあります。

　いずれにしても、肥満症治療食の効果は遵守率に依存し、いかに患者さんが納得、実施、継続できるかがキーポイントです。

A. 一般食で行う場合

指　針

- 肥満症治療食は、25≦BMI＜30の場合、25kcal/kg×標準体重で1,000〜1,800kcal/日、BMI30以上では20kcal/kg×標準体重で1,000〜1,400kcal/日が推奨されている（2006年、日本肥満学会）。
- 高度肥満（BMI≧35）で急速に減量を要する際には、600kcal/日の超低エネルギー食（very low calorie diet＝VLCD）を用いる。
- 必要蛋白量として、標準体重1kgあたり1.0〜1.2gを確保する。残りのエネルギー成分うち、糖質は60％とする（2006年、日本肥満学会）。ただし、最近、糖質45〜50％に抑えた低糖質食のほうが、減量と減った体重の維持、さらに糖・脂質代謝改善によいとの報告がある。
- 各種必要ビタミン、微量ミネラル類は、十分量確保する。

Q1　減量を目的とする場合、総摂取エネルギーはどのくらいに設定すべきですか。

　必要最低エネルギー量については、超低エネルギー食療法を参考にすると、蛋白、ビタミン、ミネラルを十分にとれば、600kcal/日でも可能です[1,2]。それは、血糖が下がるとアドレナリンにより蓄積脂肪から脂肪酸、グリセロールが放出され、脂肪酸は筋肉のβ酸化系でエネルギーとなり、グリセロールは肝臓の糖新生系でブドウ糖となり、脳などで利用されるからです。

　一方、最大許容摂取エネルギーは、基礎代謝（体重×25kcal/日）を基準とし、運動量に応じて、体重×40kcal/日までの間で設定します（図2）。ただし、肥満者の場合には、現体重をかけると、摂取過剰となるため、減量できません。BMI＝22kg/m²相当の標準体重をかけ、最低限の体力維持に必要な総エネルギーを求めます。これらを参考に、1,000〜1,800kcal食の間から実施可能なレベルの肥満症治療食を選べばよいでしょう。

　他の方法として、現在の1日摂取総エネルギーを調べ、そこから、例えば700kcal減らすと、700kcal÷7kcal（1g脂肪組織）＝100gとなり、1日で100g減らすことが可能になります。遵守できれば、計算上は1ヵ月に約3kg減量できることになります。

　いずれにせよ、遵守率が問題で、患者さんが納得し、実施可能なレベルから始めることが大切です。

Q2　体格と身体活動量を考慮してエネルギー量を設定する場合、どのような手順になりますか。

　エネルギー学的に考えると、基礎代謝を維持するためには25kcal/kg/日が必要とされています。消費エネ

第3章　肥満症治療の実際

ギーと身体活動量との関係は、身体活動量を歩数で見ると（**図2**）、5,000歩/日以下では25～30kcal/kg/日、5,000～10,000歩は30～35kcal/kg/日、10,000～15,000歩は35～40kcal/kg/日となります。

　標準体重を維持するには、前述のkg当たりの消費エネルギー量にBMI22kg/m²相当量の体重を乗じた量を摂取すれば、十分なエネルギー量が担保されることになります。

Q3　蛋白質は、最低保持量をどのくらいに設定すべきですか。

　減量時には、蛋白異化が起きないよう、蛋白質を十分量摂取する必要があります。 基本的には標準体重（BMI＝22kg/m²相当）×1.0g/日が最低限必要です。筋肉量を減らさないためにはさらに運動を加えることも大切です。

Q4　蛋白質は、どのようなものを選ぶべきですか。

　必須アミノ酸9種を十分量摂取する必要があります。そのためには、動物性蛋白の乳蛋白、卵蛋白を基本とします。大豆蛋白のみではアミノ酸スコアが低く、欠如分を補う必要があります。なお、コラーゲンは分解・吸収されません。

Q5　蛋白・脂肪・糖質（PFC）比の違いで、体重減少、糖・脂質代謝改善度、さらには減量後の体重維持に差が出ますか。

　肥満症治療食の蛋白・脂肪・糖質比については、議論があるところです。日本ではかつて糖尿病の食事療法として糖質60～65％を推奨しており、日本肥満学会でもこれを踏襲し、糖質60％を推奨してきました。これに対し、蛋白を20％確保し、残りの脂質・糖質比について、糖質45％（低糖質食）と55％（高糖質食）で比較した調査によると、肥満糖尿病患者では、前者で内臓脂肪減少や糖・脂質代謝の改善がよかったと報告されています（**図3**）[3)4)5)6)]。また、低糖質食のほうが減量を維持するうえでよかったとの報告もあ

	低蛋白・低糖質	低蛋白・高糖質	高蛋白・低糖質	高蛋白・高糖質
総エネルギー量	1,673	1,824	1,725	1,673（kcal）
炭水化物	50.8	50.9	44.6	44.7（％）
脂質	29.8	30.9	32.0	31.0（％）
蛋白質	18.2	16.7	21.7	22.6（％）

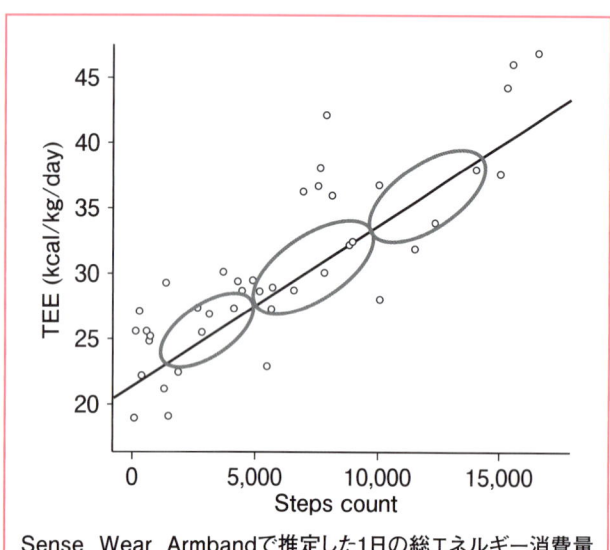

Sense Wear Armbandで推定した1日の総エネルギー消費量（TEE）と患者の歩数との関連（7日間の平均記録、24例、γ＝0.84、p＝0.001）。中等度活動量の健常人の一般的な1日あたりの歩数は8,000～10,000歩を超える。

Denis Fouque, Kidney International. 2011

図2　活動度を1日歩数から推定し、総摂取エネルギーを設定する方法

N ENGL J Med, 2010, 363, 22

図3　減量後の体重維持に対する蛋白・脂質・糖質比の影響

肥満症の総合的治療ガイド

ります[7]。インスリンはブドウ糖から中性脂肪への合成を促進する働きを有するため、糖質を過剰摂取すると、インスリン分泌が促進され、脂肪蓄積は助長されることになります。ただし、どのぐらいが糖質過剰なのかは、病態によって差があります。臨床現場では、糖質量を変えた食事メニューを実際に試み、体重、血糖、脂質、特にトリグリセライド、HDLコレステロール値の変動を観察しながら、判断するとよいでしょう。

なお、これら組成差による冠動脈疾患発生への長期的影響は、わが国ではまだ確かめられていません。

Q6 微量栄養素を確保するコツは何ですか。

緑黄色野菜、海藻、種実類、きのこ類と、蛋白質源である肉類、魚介類、豆類、卵類などには、鉄、亜鉛、銅、マグネシウム、マンガン、モリブデンなどが多く含まれます。吸収のよいヘム鉄をはじめ、亜鉛、鉄、銅含有量が多いのが、牛肉、豚肉、青身魚、貝類です。

微量元素を確保するコツは、蛋白質量を1日70g以上、特に赤み肉、青身魚の摂取に努めることです。加えて、緑黄色野菜は少なくとも1日100g程度とり、海藻、きのこ類、種実類の料理を1日1回程度とれば確保できます。マグネシウム、マンガン、モリブデン、セレンは、含有する食品は異なるものの、野菜、蛋白質源を摂取すれば欠乏しません。

Q7 いわゆる単品ダイエットは有効ですか。

有効ではありません。りんご、バナナ、ヨーグルトなどの特定の食品ばかりを食べる単品ダイエットが好ましくない理由は、**単品で必要な栄養素を十分に備えた食品は存在せず、長く続けると、ビタミン、ミネラル、あるいは蛋白質の欠乏状態に陥るからです**（図4、5）。単品ダイエットを行う場合でも、それ以外の食事で必要な蛋白、ミネラル、ビタミンを十分とることが条件となります。

かつて、絶食療法が行われたことがありましたが、その後、心筋障害を起こすリスクの高いことが報告されており、極めて危険ですので、決して行ってはなりません。

Q8 アルコールは、どのように計算し、どのくらいまで飲んでよいですか。

「健康日本21」では、摂取目安量を純アルコールで1日平均20g、女性や高齢者、アルコールの分解能力が低い人などでは、より少ない量が望ましいとしています。アルコール量の計算は、製品の量（mL）×[度数（%）÷100]×0.8（アルコール1mLの重さ0.8g）ですから、濃度5度のビール500mL中には20g含有します。アルコール20g相当量は、25度の焼酎で100mL、14度の日本酒で180mL、13度のワインで200mL程度です（表1）。

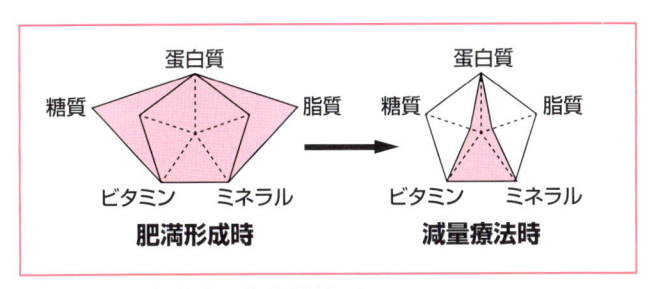

図4 減量療法時の食事栄養バランス―減量食事療法の原理―

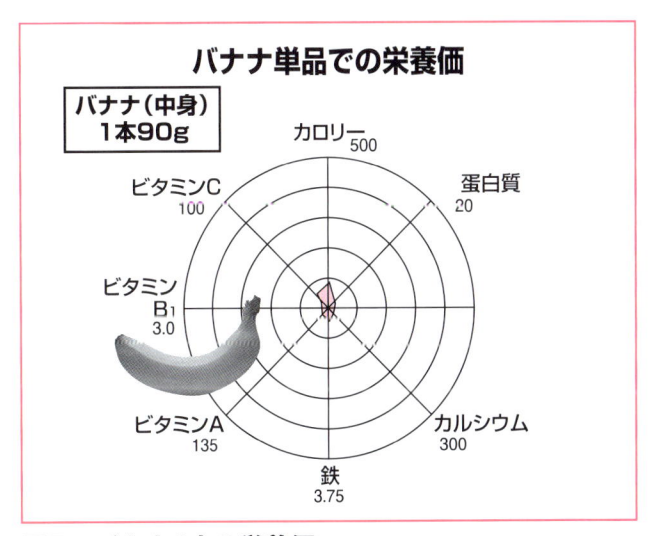

図5 バナナ1本の栄養価

表1 酒類別のアルコール20g相当量（140kcal）

ビール（5度）	500mL
焼　酎（25度）	100mL
日本酒（14度）	180mL
ワイン（13度）	200mL

※（　）内はアルコール度数

第3章　肥満症治療の実際

なお、エネルギーの計算は、アルコール1gが7kcal、糖質量1gが4kcalですから、ビール500mLの場合は、アルコール20g×7kcal＋糖質15.5g（3.1g／100mL中）×4 kcal＝202kcalとなります。

Q9　患者さん自身が記入を行う食事調査は、どの程度、正確ですか。

記入法には秤量記録法と目安量記録法がありますが、実際にはすべて秤量するわけではなく、一部は目安量で記録することが多いことと、個人、栄養素によって日間変動があることなどから実態を正確には把握できません。日本人の成人女性では、習慣的な摂取エネルギー量との誤差を±5％以内にとどめるには調査日数が15日必要である、と試算されています。栄養素や年齢によっても異なりますが、調査日数が短いほど誤差範囲が広がります。国民・健康栄養調査でも申告誤差、過小申告・過大申告があるといわれています。**特にエネルギー摂取量の過小申告は、男性11％程度、女性15％程度に上り、肥満度が高いほど過小申告の傾向にある**ことも報告されています。こうした食事記録調査の誤差を少なく、また負担を軽減する方法として、デジタルカメラを用いることも一法です。ただし、実際の量を明確にするため、目盛りのついた方眼紙等を敷き、食事を撮影すること（図6）と、また、より正確度をあげるための聞き取り調査は欠かせません。

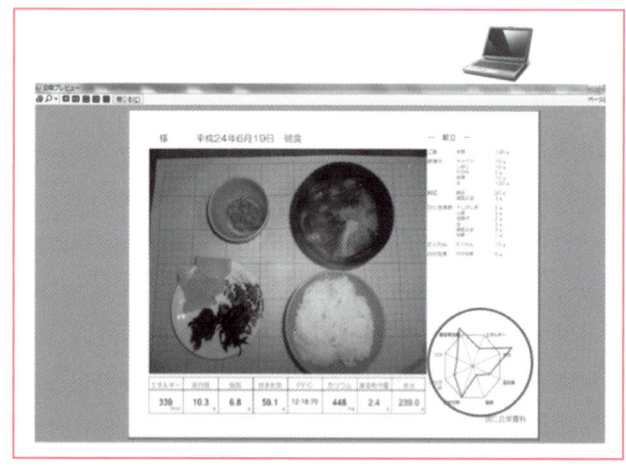

図6　実際の食事調査結果表（デジタルカメラ使用）

まとめ

- 肥満症治療食では、蛋白質は十分（少なくても標準体重1kg当たり1.0～1.2g）、それも、動物性蛋白の魚、肉、卵、乳製品を中心に摂取する。
- 肥満症治療食として、糖質は総摂取エネルギーの45～55％の範囲内とする。糖尿病がある場合、短期的には、低糖質（45％）のほうが血糖は低下しやすい。
- 微量栄養素は、蛋白質量で1日70g以上（特に、赤み肉、青身魚）をとり、加えて、緑黄色野菜、海藻、種実類、きのこ類も1日100g程度とる。
- 記述式の食事調査は、患者負担が大きく、また過少申告の傾向があるとされている。こうした欠点を補う調査法として、デジタルカメラで撮影し、分析する方法もある。

B. フォーミュラ食を用いる場合

指針

- 糖質、脂質を極力減らす一方で、蛋白質を十分摂取でき、必要なビタミンとミネラルも含んだ調製食品をフォーミュラ食（一袋180〜200 kcal）と呼ぶ。
- 粉末になっており、1回につき、400mLの水に1袋を溶かし、一般食の1食分に替えて飲む。通常、1日1〜2回用いる。
- 1日1回法の減量効果は、平均約100g/日で、2〜3kg/月得られる。
- 1日3回実施し、他に何も食べないと、超低エネルギー食療法（600kcal/日）となり、約300g/日の減量が得られる。

Q1 フォーミュラ食は、どのような経緯で生まれたのですか。

肥満症治療には、摂取エネルギー制限が有効と考え、1960年代に「全飢餓療法」が施行されました[8]。また、「少量の蛋白摂取療法」[9]も試みられましたが、いずれも、筋肉組成が減少しました。そこで、窒素バランスが負にならないよう蛋白質1.2〜1.5g/kg、ビタミン、ミネラルを十分含む「蛋白保持調整食＝protein-sparing modified fasting」を試みたところ、減量、糖尿病改善が報告され、原理的に確立されました[10]。その後、突然死が認められたため[11]、詳細を調べたところ、蛋白質としてコラーゲン水解物を用いていたことが判明し、蛋白は、必須アミノ酸を十分に含んだものであること[12]とするよう、警告が出されました（表2）。

こうした経過を経て、蛋白保持調整食＝protein-sparing modified fastingに必要な調製食品としてフォーミュラ食が開発され、医学的に安全であることが証明されたものが現在、用いられています（表3）。1袋に蛋白20g（乳蛋白、卵蛋白を含有）、各種ビタミン、微量ミネラルを含有しパウダー状となったもので、総エネルギーは、180〜200kcalです。これに水を約400mLを入れて溶かし、食事の代わりに、1日1回摂取します。

超低エネルギー食療法（600kcal/日）を行う場合、フォーミュラ食を1日3〜4袋利用すれば、栄養学的には問題なく、実施可能です。

Q2 一般食による食事療法との違いは何ですか。

成人の高度肥満者が、1日総摂取エネルギー500〜800kcalのPSMF療法（VLCD療法）を行う場合、一般食で必要とするビタミン、ミネラルなどの各種栄養素を

表2 飢餓療法、半飢餓療法の歴史

年	療 法	問 題	評 価	報告者
1966	全飢餓療法	筋肉の減少 肝臓、腎臓障害	禁忌	Thompson[8]
1966	少量蛋白摂取療法	筋肉の減少	禁忌	Bolinger[9]
1976	蛋白保持療法 （PSMF療法＝VLCD療法） 　1.2〜1.5g/kg　卵アルブミン、肉 　＋必須ミネラル、ビタミン各種 　＋水分1,500mL	（筋肉の減少なし）	問題なし	Bistrian[2)10]
1977	液状蛋白（コラーゲン水解物）	死亡者多発	禁忌	Sours[11], Center for Disease Control[12]

第3章 肥満症治療の実際

表3 フォーミュラ食の組成

熱量および栄養成分		オプティファースト-70【1袋当たり】	マイクロダイエット【1袋当たり】	オベキュア【1食分】	食事摂取基準 1日量
熱量	(kcal)	84	174	170	
蛋白質	(g)	14	20	22	標準体重(kg)×1.0～1.2g
脂質	(g)	0.4	3.7	2.0	
糖質	(g)	6.0	11.2	15.0	
食物繊維	(g)	ー	8.0	4.5	10g/1,000kcal
ビタミンA	(μg)	300(1,000IU)	350	300	8.25μg×体重×1.4
ビタミンD	(μg)	2.0(80IU)	4.2	2.5	5.0μg
ビタミンE	(mg)	4.0 (6.0IU)	4.4	10	7～9mg
ビタミンK	(μg)	ー	35	5	80μg×体重×0.75
ビタミンB_1	(mg)	0.45	0.9	1.4	1.1mg
ビタミンB_2	(mg)	0.52	0.9	1.6	1.2mg
ナイアシン	(mg)	4.0	13	6.5	17mg
ビタミンB_6	(mg)	0.6	1.3	1.4	1.6mg
葉酸	(μg)	80	163	300	200μg
ビタミンB_{12}	(μg)	1.2	2.2	2.4	2.0μg
パントテン酸	(mg)	2.0	3.3	3.0	5mg
ビタミンC	(mg)	18	60	50	85mg
カルシウム	(mg)	160	380	330	600mg
リン	(mg)	160	250	300	男1,050、女900mg
カリウム	(mg)	390	800	500	男2,000、女1,600mg
ナトリウム	(mg)	184	260	230	600mg
マグネシウム	(mg)	52	116	165	4.5mg/kg×1.2
鉄	(mg)	3.6	9.0	6.0	12mg
亜鉛	(mg)	ー	7.0	3.5	12mg
ヨウ素	(μg)	ー	60	20	95μg
セレン	(μg)	ー	28	10	24.3μg×体重/60×1.2
クロム	(μg)	ー	56	10	35μg

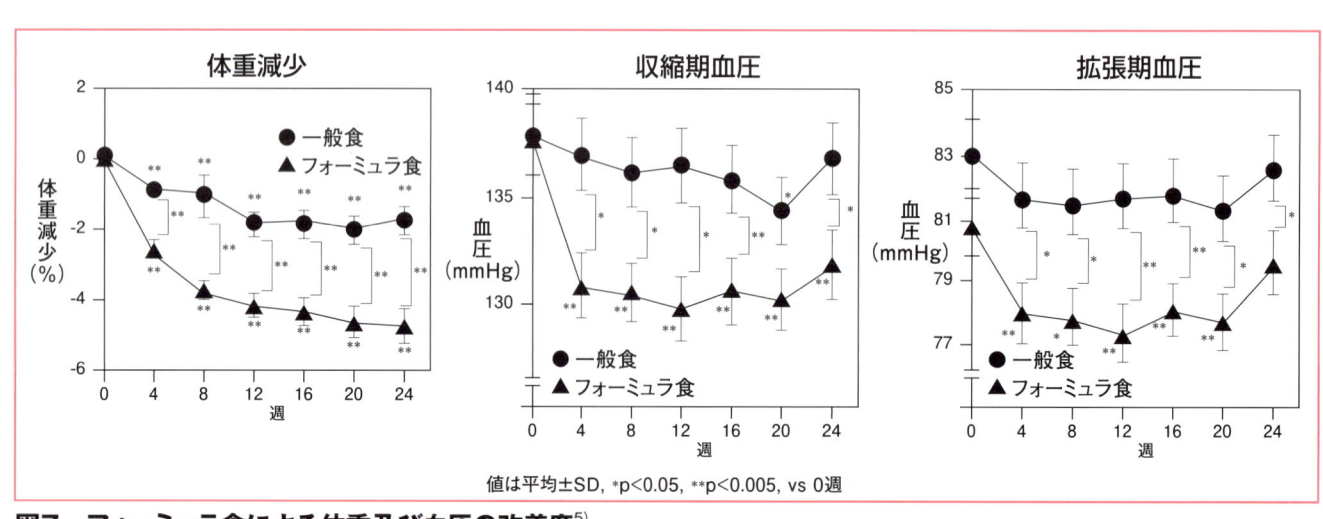

値は平均±SD, *$p<0.05$, **$p<0.005$, vs 0週

図7 フォーミュラ食による体重及び血圧の改善度[5]

十分摂取し、かつ必須アミノ酸含有蛋白60〜80gを満たすのは容易ではありません。蛋白補充が不十分となり、健康障害を起こす可能性があります。

一方、フォーミュラ食を用いると、原理的には安全で確実に効果をあげる方法となります。医学的に検証されているものに、「オプティファースト®」「マイクロダイエット®」「オベキュア®」があります（**表3**）。

1日3〜4袋を用いる完全法は、現在では入院時に急速減量が必要な場合に限られます。1日3食、1,600〜2,000kcalのうち、1食をフォーミュラ食に置き換える方法（部分利用法）でも、継続すれば、体重減少のみならず、糖代謝・脂質代謝・血圧の改善効果があり、高い認容性も考慮すれば、むしろ、こちらが推奨されます（**図7**）[5]。

Q3 1日1回が推奨されるということですが、本人の同意が得られれば、3食をフォーミュラ食に置き換えることも可能ですか。

栄養学的には可能といえます。元来、フォーミュラ食はPSMF療法（VLCD療法）のために開発されたもので、1日3〜4回の実施により完全に必須栄養素を摂取できるようにつくられています。1日3回の実施で250〜300gの体重減少が期待でき、1ヵ月で5〜10kgまでの減量が得られます。しかし、遵守率が問題であり、患者さんによく説明し、同意を得たうえで、十分な観察のもとに行います。

Q4 実際のPSMF療法（VLCD療法）はどのように行うのですか。

高度肥満で急速な体重減少を必要とする場合に行います。方法は一例を示すと、まず、1日あたりの総摂取エネルギー量として25kcal×標準体重(kg)から開始し、その後、1日3食のうち、1回をフォーミュラ食に、次いで2〜3日ごとに回数を増やし、1日3回とします。標準体重（BMI=22kg/m²相当）が60kg以上の場合は1日4回にします。これは蛋白量1.0g/kgを維持するためです。継続期間は1〜3週間とすることが多いものの、必要に応じ、2〜3ヵ月間まで可能との報告もあります。

なお、PSMF療法（VLCD療法）実施の際は、尿からの尿酸及びケトン体の排泄が低下し、それらの血中濃度が増加します。排泄を促進させるため、水分を1日2リットル摂取する必要があります。

中止するときは、2〜3日おきに1袋ずつ減らしていき、1日1,200〜1,600kcal食に戻します。

肥満症患者のなかには精神的に不安定な気質を有している人が多く、VLCD中に精神症状を訴える場合もあるため、心理面のサポートは必須で、精神科医あるいは臨床心理士の関わりが必要です。

Q5 1日1回の場合、朝・昼・夕のいつが有効ですか。

3食のなかで最もエネルギー量の多い夕食に替え、フォーミュラ食を摂取するのが効果的です。また、昼食より朝食時のほうが高い減量効果を得られるとの報告もありますが、継続利用が最も可能なときに施行することが優先されます。

Q6 特に有用な適用例は、どのような場合ですか。

肥満により尿蛋白が出現する、いわゆる肥満関連腎臓病が注目されていますが、放置すると、腎不全に陥ります。フォーミュラ食による減量はこの肥満関連腎臓病に有用で、尿蛋白及び尿中微量アルブミンの排泄が低下するとの報告があります[13]。

脂肪肝や睡眠時無呼吸症候群も著明に改善します。肥満が原因で心不全を起こしている例で急速に減量が必要な場合にも有効です。

糖尿病合併肥満者へのフォーミュラ食1回/日では、体重1%減少当たりの内臓脂肪量、HbA1c、中性脂肪値の改善度が一般食に比し、より有効との報告もあります（**表4**）[5]。

わが国でも行われ始めた肥満外科手術に際して、術前の急速減量[14]及び、術後長期にわたる栄養バランスの乱れを補正するためにも、フォーミュラ食は用いられます（**68頁-Q3、78頁-Q1参照**）。

このように多くの合併症の改善に有用なため、また、肥満外科治療にも欠かせないため、肥満症治療に携わ

第3章　肥満症治療の実際

る医師はフォーミュラ食の使用に精通していることが望まれます。

Q7 PSMF療法（VLCD療法）はどのような場合に禁忌とされますか。

フォーミュラ食の適応と使用上の注意事項は**表5**の通りです。

禁忌としては、心不全、肝不全、腎不全、妊娠などがあります。肥満糖尿病でケトアシドーシスの場合も禁忌で、精神的に不安定な状態のときも避けなければなりま

せん。ただし、高度肥満で睡眠時無呼吸症候群による心不全患者に施行し、効果が見られた例があります。

なお、PSMF療法（VLCD療法）は、安全に施行するため、原則入院にて行います。

Q8 副作用には、どのようなものがありますか。

空腹感、嘔気、下痢、便秘などの消化器症状や不整脈に加え、精神面で意欲低下、うつなどが報告されています。空腹感は導入後、数日続きますが、継続していると、訴えは次第に減少してきます。これは脂肪組織から動員

表4　減量時の心疾患危険因子の改善率

心疾患危険因子		体重1%減少における心疾患危険因子の改善率（%）				P 値
		通常食群（CD）		フォーミュラ食群（FD）		
内臓脂肪部分 高値グループ（>100cm^2）	24週	1.342	(n=50)	2.373	(n=64)	0.029
収縮期血圧 高値グループ（>140mmHg）	8週 16週 24週	0.591 0.845 0.633	(n=44)	1.988 1.470 0.713	(n=47)	0.093 0.142 0.834
拡張期血圧 高値グループ（>90mmHg）	8週 16週 24週	1.203 0.883 1.185	(n=28)	1.432 1.212 0.200	(n=22)	0.810 0.654 0.161
HbA1c 高値グループ（>7%）	8週 16週 24週	1.872 1.626 1.096	(n=56)	2.249 2.742 2.187	(n=58)	0.503 0.030 0.032
Non HDL-コレステロール 高値グループ（>160mg/dL）	8週 16週 24週	−0.354 −0.122 0.000	(n=43)	−0.855 −0.197 0.168	(n=51)	0.643 0.854 0.720
トリグリセライド 高値グループ（>150mg/dL）	8週 16週 24週	1.133 −0.306 2.337	(n=44)	5.304 3.667 3.349	(n=44)	0.031 0.229 0.534
HDL-コレステロール 高値グループ（<50mg/dL）	8週 16週 24週	0.957 −0.270 −0.016	(n=48)	−0.050 −0.662 −1.251	(n=58)	0.266 0.417 0.013

（Shirai et al, Obesity Research & Clinical Practice）

された脂肪酸のβ酸化が促進した結果、ケトン体が増加し、食欲を抑制するためと考えられています。便秘に対しては、緩下薬なども考慮します。

　生化学検査のなかでは、血中の尿酸が増加する場合があります。これは尿中へのケトン体排泄が増加し、尿酸排泄を抑制するためといわれています。通常、痛風等は起こしませんが、腎機能を悪化させることがあり、尿酸降下薬を投与することがあります。

Q9　糖尿病がありインスリン製剤あるいはSU薬を用いている肥満症患者でも、フォーミュラ食は使えますか。

　肥満症患者はしばしば糖尿病を合併するため、フォーミュラ食は糖尿病薬物治療中の患者さんに使用することが多くなります。ただし、インスリン製剤またはSU薬を用いている患者さんに使用する場合は、注意が必要です。低血糖が起こりうるからです。

　一方で、うまく導入さえすれば、インスリン製剤、血糖降下薬の減量が期待できます。原則として、フォーミュラ食を一般食1食に代替して摂取する場合は、**インスリン補充を半量にし、SU薬を中止します。各食前後には自己血糖測定も実施してもらい、低血糖が起きていないことを確認します**。こうした方法により5kgあるいは8％程度の体重減少を行った結果、20単位程度のインスリン減量を実現できた例や、インスリン療法及びSU

表5　フォーミュラ食の適応と使用上の注意事項

(1)適応と効果
肥満があり、それによって悪化する疾患を有する人が減量および減量後の体重を維持する目的で使用する。合併症の改善や使用薬剤の削減も期待できる。

(2)使用上の注意事項
①糖尿病：
　低血糖予防のため、フォーミュラ食使用時には以下の使用薬剤を調整する必要がある。
　・インスリン
　　フォーミュラ食摂取直前のインスリン注射量は原則として半量とする。
　・経口糖尿病薬
　　スルホニルウレア(SU)薬、速効型インスリン分泌促進薬は、フォーミュラ食摂取時は原則中止にする。
②腎臓疾患(蛋白尿)：
　肥満により尿蛋白が出ることがあり、その場合、フォーミュラ食による減量が尿蛋白を減少させることがある。
③心臓疾患：
　肥満により慢性心不全が増悪している場合、フォーミュラ食による減量で心機能が改善することがある。ただし、不整脈が生じやすいとされており、入院監視下での使用が求められる。
④肝臓疾患：
　脂肪肝にフォーミュラ食は有効であるが、肝硬変(肝不全)時には高蛋白摂取により肝性脳症を誘発する可能性があるため、使用を控える必要がある。
⑤妊婦：
　1日1回の使用であれば問題がないと思われるが、これに関する詳細なデータはまだない。
⑥15歳以下の人：
　フォーミュラ食を用いた報告はあるものの、成長曲線への影響などについてのデータはまだない。
⑦下痢反復例：
　使用開始直後に下痢が起こる場合がある。頻回の下痢が持続するときは、使用を中止する。

使用を禁止すべきケース
①急性冠動脈症候群(急性心筋梗塞や不安定狭心症、3ヵ月以内)：
　不整脈を助長する可能性がある。
②脳梗塞急性期疾患(3ヵ月以内)：
　脱水により脳血流が不安定となり、症状が悪化する可能性がある。
③悪性腫瘍罹患中の人
④食物アレルギーの既往のある人
　フォーミュラ食には、乳蛋白、卵白蛋白、大豆蛋白が含まれていることが多い。これらにアレルギーがある人には使用を控える。

第3章　肥満症治療の実際

薬から離脱できた例が報告されています[4)10)]。

Q10 さまざまな類似市販品が出ていますが、どのように選べばよいですか。

フォーミュラ食は、必須アミノ酸を含む動物性主体の蛋白質やビタミン、ミネラルを十分含み、蛋白質以外のエネルギー源である糖質、脂質を必要最小限にした高蛋白低エネルギーの規格食品と言えます。現在、医学的に検証されているもの、わが国で手に入るものには、「オプティファースト®」「マイクロダイエット®」「オベキュア®」があります。大豆蛋白のみのものや、コラーゲン含有のものなどは、適正なフォーミュラ食とはいえません[7)]。

まとめ

- フォーミュラ食は、栄養学的に蛋白、各種ビタミン、微量元素を総合的に補うことができ、減量時の補助食として用いることができる。
- 1日1回用いると、1食約700kcal摂取している人では、総摂取エネルギーは約400kcal減、脂肪組織は50～60g減となり、1ヵ月で1.5～1.8kg減量できる。
- フォーミュラ食を1日1回用いると、糖質を約10％減らせ、また、塩分摂取も少なくなることから、一般食と比し、血圧低下、血糖低下、中性脂肪低下、HDLコレステロール上昇率が高くなる。
- 肥満糖尿病患者がフォーミュラ食を用いた食事療法を行う際は、インスリンは半量とし、SU薬は中止する。長期的にみれば、血糖降下薬、インスリンを中止、あるいは、減量できる。
- 1日に3、4回用いることにより、VLCD療法が容易に可能となる。

■文献

1. Bistrian B. Clinical Use of a Protein-Sparing Modified Fast JAMA 1978;240:2299-2302.
2. Saito Y, Ishikawa Y, Shinomiya M, Shirai K, Yoshida S. Effect of protein-sparing modified fasting on obese Japanese patients. Clin Biochem Nutr 1987;2:91-100.
3. 宮下洋, 伊藤嘉晃, 橋口正一郎, 戸塚光哉, 白井厚治 他. 肥満インスリン非依存型糖尿病患者に対する減量食成分比と糖脂質代謝変動 - 低脂質食の有用性- 糖尿病 1998;41:885-890.
4. McLaughlin T, Carter S, Lamendola C, Abbasi F, Yee G, Schaaf P, Basina M, Reaven G. Effects of moderate variations in macronutrient composition on weight loss and reduction in cardiovascular disease risk in obese, insulin-resistant adults. Am J Clin Nutr. 2006;84:813-821.
5. Shirai K, Saiki A, Oikawa S, Teramoto T, Yamada N, Ishibashi S, Tada N, Miyazaki S, Inoue I, Murano S, Sakane N, Satoh-Asahara N, Bujo H, Miyashita Y, Saito Y, The effects of partial use of formula diet on weight reduction and metabolic variables in obese type 2 diabetic patients—Multicenter trial. Obesity Research & Clinical Practice 2013;7:e43-e54.
6. Nordmann AJ, Nordmann A, Briel M, Keller U, Yancy WS Jr, Brehm BJ, Bucher HC. Effects of low-carbohydrate vs low-fat diets on weight loss and cardiovascular risk factors: a meta-analysis of randomized controlled trials. Arch Intern Med 2006;166:285-293.
7. Larsen TM, Dalskov SM, van Baak M, Jebb SA, Papadaki A, Pfeiffer AF, Alfredo Martinez JA, Handjieva-Darlenska T, Kunešová M, Pihlsgård M, Stender S, Holst C, Saris WH, Astrup A, ;Diet, Obesity, and Genes (Diogenes) Project. Diets with high or low protein content and glycemic index for weight-loss maintenance. N Engl J Med 2010;363:2102-2113.

8. Thomson TJ, Runcie J, Miller V. Treatment of obesity by total fasting for up to 249 days. Lancet 1966;2:992-996.
9. Bolinger RD, Lukert BP, Brown RW, Gueuara L, Stewinberg R. Metabolic balance of obese subjects during fasting. Arch Intern Med 1966;118:3-8
10. Britrian BR, Blackburn GL, Flatt JP, Sizer J, Scrimshaw NS, Sherman M. Nitrogen metabolism and insulin requirements in obese diabetic adults on a protein-sparing modified fast, Diabetes1976;25:494-504.
11. Sours HE, Frattali VP, Brand CD, Feldman RA, Forbes AL, Swanson RC, Paris AL. Sudden death associated with very blow calorie weight reduction regimens, Am J Clin Nut 34:453-461.
12. Center for Disease Control. Morbidity and mortality weekly report. 1977;18:383
13. Saiki A, Nagayama D, Ohhira M, Endoh K, Ohtsuka M, Koide N, Oyama T, Miyashita Y, Shirai K. Effect of weight loss using formula diet on renal function in obese patients with diabetic nephropathy. Int J Obes (Lond) 2005;29:1115-1120.
14. Carbajo MA, Castro MJ, Kleinfinger S, Gómez-Arenas S, Ortiz-Solórzano J, Wellman R, García-Ianza C, Luque E. Effects of a balanced energy and high protein formula diet (Vegestart complet®) vs. low-calorie regular diet in morbid obese patients prior to bariatric surgery (laparoscopic single anastomosis gastric bypass): a prospective, double-blind randomized study. Nutr Hosp 2010;25:939-948.

2）運動療法

疑問点

- 肥満症患者は運動が苦手な人が多い傾向があるなかで、運動をどのように取り入れるとよいか。
- 運動時間の確保が難しい人にどのような運動を勧めたらよいか。
- 継続してもらうために、どのような工夫が考えられるか。

Q1 激しい（きつい）運動と軽い（楽な）運動では、どちらを行うべきですか。

運動強度は5段階（1:かなり楽である、2:やや楽である、3:ふつう、4:ややきつい、5:かなりきつい）に分けられますが、肥満症患者には、1～3が推奨されます。体力低位の人にとっては、3の強度を継続していけば、体力回復や体力増進の効果も期待できます。筋力の強い人はレジスタンス系（自重負荷、バンドやフリーウエイト、マシンなどを用いた筋力トレーニング）、筋力の弱い人は持久力系・ダンス系の運動（リズム体操、ステップエアロ、ウォーキング、ジョギングなど）に取り組み始めるとよいでしょう。

まずは、始めること、そして継続することが大事です。

Q2 運動を始めてもらうコツは何ですか。

肥満者は一般に運動が苦手です。したがって、運動を始めること自体が難しい課題です。運動に対する個人の考え方や好み（志向）を聞き出し、かつ現在の健康状態や職業といった条件に適合する運動方法を患者さんと一緒になって見つけることです。

運動することが苦痛でなく、体調の改善が実感できるように、可能なことから少しずつ始められるように上手に導くことがコツです。

Q3 運動量を定量化することはできますか。

運動を定量化（歩数、カロリーなどで表示）することは可能です。歩数計を用いれば、1日の歩数や一定時間内の歩数を定量できます。ただし、消費エネルギーは歩数からも推定することはできますが、概して正確ではありません。エネルギー計算のためには、身体の動きを感知するセンサー（加速度計）を内蔵した活動量計を用いるとよいでしょう。歩数計より比較的正確に、消費エネル

第3章 肥満症治療の実際

表6 身体活動と運動の強度

3メッツ以上の生活活動（身体活動量の基準値の計算に含むもの）

メッツ	活動内容
3.0	普通歩行（平地、67m/分、幼い子ども・犬を連れて、買い物など）釣り（2.5（船で座って）～6.0（渓流フィッシング））、屋内の掃除、家財道具の片付け、大工仕事、梱包、ギター：ロック（立位）、車の荷物の積み下ろし、階段を下りる、子どもの世話（立位）
3.3	歩行（平地、81m/分、通勤時など）、カーペット掃き、フロア掃き
3.5	モップ、掃除機、箱詰め作業、軽い荷物運び
3.5	電気関係の仕事：配管工事
3.8	やや速歩（平地、やや速めに＝94m/分）、床磨き、風呂掃除
4.0	速歩（平地、95～100m/分程度）、自転車（16km/時未満）、レジャー、通勤、子どもとの遊び・動物の世話、屋根の雪下ろし
4.5	苗木の植栽、庭の草むしり、耕作、農作業：家畜に餌を与える
5.0	移動を伴う子どもとの遊び・動物の世話
5.5	芝刈り（電動芝刈り機を使って、歩きながら）
6.0	家具、家財道具の移動・運搬、スコップで雪かきをする
8.0	運搬（重い負荷）、農作業：干し草をまとめる、納屋の掃除、養鶏、活発な活動、階段を上がる
9.0	荷物を運ぶ：上の階に運ぶ

3メッツ以上の運動（運動量の基準値の計算に含むもの）

メッツ	活動内容
3.0	自転車エルゴメーター：50ワット、とても軽い活動、ウェイトトレーニング（軽・中等度）
3.5	体操（家で。軽・中等度）、ゴルフ（カートを使って。待ち時間を除く。）
3.8	やや速歩（平地、やや速めに＝94m/分）
4.0	速歩（平地、95～100m/分程度）、水中運動、水中で柔軟体操、ボウリング、卓球、太極拳
4.5	バドミントン、ゴルフ（クラブを自分で運ぶ。待ち時間を除く。）
4.8	バレエ、モダン、ツイスト、ジャズ、タップ、フリスビー、バレーボール
5.0	ソフトボールまたは野球、子どもの遊び（石蹴り、ドッジボール、遊戯具、ビー玉遊びなど）
5.5	自転車エルゴメーター：100ワット、軽い活動
6.0	ウェイトトレーニング（高強度、パワーリフティング、ボディビル）、美容体操、ジャズダンス、ジョギングと歩行の組み合わせ（ジョギングは10分以下）、バスケットボール、スイミング：ゆっくりしたストローク
6.5	エアロビクス
7.0	ジョギング、サッカー、テニス、水泳：背泳、スケート、スキー
7.5	登山（2～3kgの荷物を背負って）
8.0	サイクリング（約20km/時）、ランニング：134m/分、水泳：クロール、ゆっくり（約45m/分）
10.0	ランニング：161m/分、柔道、空手、キックボクシング、テコンドー、ラグビー、水泳：平泳ぎ
11.0	水泳：バタフライ、水泳：クロール、速い（約70m/分）、活発な活動
15.0	ランニング：階段をかけ上がる

※活動のあり方や個人によって消費エネルギーは異なるので、表中の数値は目安である。

（「健康づくりのための運動基準2006年～身体活動・運動・体力～」（運動所要量・運動指針の策定検討会）を改変）

肥満症の総合的治療ガイド

ギーを推定できます。

また、各運動の強度（METsと呼ばれる目安指標）を示した表を用いれば、運動時間と体重から、消費エネルギーを簡易に推定することができます（**表6**）。計算式は、消費エネルギー(kcal)＝1.05×METs×運動時間(時間)×体重(kg)です。

ほかにも測定器具を使わない方法としては、運動時間と自覚的運動強度（RPE）の積、歩行距離とRPEの積などから、単位のない運動量を割り出すことが可能です。体重が異なる場合、これらの積に体重を掛けることも正確性を高めるよい方法です。

Q4　膝痛、腰痛などを持つ人には、どのような運動がお勧めですか。

水中歩行など関節に負担をかけない水中での運動、座位でのダンベル運動（鉄アレイなどの挙上運動）、筋トレ専用マシンを用いた上体（上肢）のみの運動、仰臥位での脚開閉チューブ運動などが、一般的です。

膝痛、腰痛は痛みの発生に個人差があるため、痛みが発生しない範囲での最大運動を心掛け、傷害が悪化しないよう留意しながら慎重に行うべきです。

運動療法によって減量とともに低下していた筋力が回復してくると、膝関節への負担や膝痛が軽減されることがあります。また、片側のみに痛みを感じる人の場合は、重心の置き方や力の入れ方を工夫することで膝痛や腰痛の改善が期待できます。

Q5　日常、特別に運動時間がとれない人には、どのようなことを勧めますか。

通勤・通学時のウォーキングや自転車利用、駅構内や建物内の階段利用、昼休みのウォーキングなどを推奨しましょう。自宅ではテレビを観ながらの運動器具の活用などを勧めましょう。また、1駅分歩く、買い物は少量頻回にする、車は目的地からなるべく離れた場所に駐車する、電車内では極力座らないようにするなど、日常生活の中でできるだけ身体を動かすような方法を提案しましょう。

Q6　運動を長続きさせるには、どのようなことに工夫すればよいですか。

まず第1に、爽快感、満足感、達成感などが得られ、"今日は十分楽しんだ。また次回が楽しみだ"という気持ちを持ってもらうように導くことが大事です。

運動の習慣化とともに、体重の減少、代謝能の改善などが目で見てわかるように、グラフ化した体重日記をつけることも継続要因の一つです。運動する仲間をつくれたこと、夜にぐっすり眠れたという実感なども、継続要素になります。

なお、骨折やケガは運動の継続を絶つ最大要因ですから、安全には最大限の注意を払わなければなりません。

Q7　運動でどのぐらいの減量が期待できますか。

前述（**42頁-Q4参照**）したとおり、ラーメン一杯（500kcal）は1時間のジョギングに相当するため、運動のみではあまり減量は期待できません。しかし、低エネルギー食下での蛋白異化（筋肉などの減少）を防止するために、蛋白質の摂取と運動は欠かせません。また、運動後の爽快感などが減量持続への一助になることが期待されます。

ちなみにフルマラソン（42km）を走るのに必要なエネルギーは脂肪組織量250〜300gに相当します。

まとめ

- 激しい（きつい）運動ではなく、軽い（楽な）運動から始めるように導く。
- 運動時間の確保が難しい人には、通勤・通学時や家庭内などで身体を動かす方法を具体的に提示する。
- 運動を長続きさせるため、グラフ化した体重日記の記載や運動を通した仲間づくりを勧める。

3）薬物療法

疑問点
- 今、日本で使える抗肥満薬には何がありますか。
- 効果が出る人とでない人がいるようですが、なぜですか。
- 現在、どのような抗肥満薬が開発されていますか。

Q1 マジンドールはどのような人に有効ですか。

マジンドールは、本邦では1992年に承認・発売された肥満症治療の食欲抑制薬です。中枢性のノルアドレナリンのシナプスでの再吸収を阻害し受容体神経活動を高めることで食欲中枢の抑制と満腹中枢の刺激を行い、食欲を抑制すると考えられています。

本薬は、**食事療法及び運動療法の導入並びにそれらを習慣として維持・継続するための動機づけ**として、短期的に用います。長期間使用すると無効となる例があり、また、その構造がアンフェタミンと類似していることから依存となる可能性もあるため、長期間の使用は、本邦では認められていません。

本薬の作用機転から、食欲中枢に障害のある肥満に対しても有効なことが知られています。

なお、現在、マジンドールの適応はBMI35以上で1回の処方期間が14日、3ヵ月を限度とすることになっています。

Q2 体重は、どのくらい低下しますか。

本邦での肥満度20％以上の肥満者を対象とした多施設二重盲検試験では、食事、運動療法に本薬を加えた3ヵ月の治療により、**平均4.2kgの減量、平均8.1％の肥満度の減少**が得られており、食事・運動療法のみによる1.2kgの減量、2.5％の肥満度の減少と比較して、減量効果は有意に大きいものでした（**図8**）[1)2)]。

また海外での試験のメタアナリシスにおいても、対照群で4％の減量であったのに対し、本薬の使用で9％の有意な減量効果が明らかとなっています。

本薬による減量効果には、β3アドレナリン受容体の多型が影響することも知られています。ただし、本薬中止後の体重の再増加が問題となることがあります。

Q3 合併症の改善は、期待できますか。

本薬の適応は、食事療法及び運動療法の効果が不十分な高度肥満症（肥満度が＋70％以上またはBMIが35以上）における食事療法及び運動療法の補助であり、投与期間は3ヵ月に限定されています。したがって、本薬自体による代謝異常症などの長期的な合併症の改善効果を明らかとすることは困難です。しかし、本薬による減量により各種代謝指標の改善は予想され、実際、本邦では2型糖尿合併肥満患者に対し3ヵ月間本薬を投与し、減量、血糖管理の改善を認めたとする報告があります[3)]。ただし、メタアナリシスでは血糖管理の改善は明らかになっていません。

Q4 副作用には、どのようなものがありますか。

副作用発現率は21.4％（1,721/8,060例）であり、主な副作用としては、口渇感（7.1％）、便秘

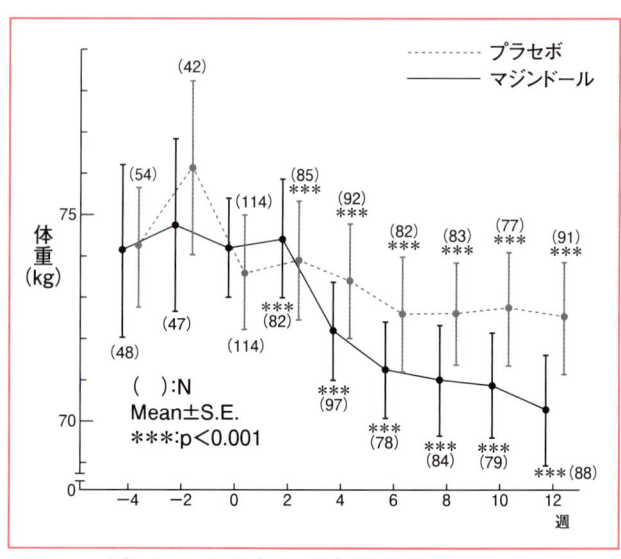

図8 マジンドール投与に伴う体重変動

肥満症の総合的治療ガイド

(6.4％)、悪心・嘔吐(4.2％)、胃部不快感(2.0％)等の消化器症状が認められます。また、その薬理動態から悪夢や不眠などの睡眠障害も2.1％報告されており、夕刻の投与は避けることが望ましいと考えられます。精神障害を有する患者では、症状の増悪、修飾を認めることがあるため、禁忌となっています。なお、本薬の薬理学的特性がアンフェタミンと類似していることから、依存性に留意する必要があります。また、重大な副作用として、肺高血圧症が報告されています。

Q5 わが国で用いることのできる抗肥満薬は、ほかにありませんか。

漢方薬である**防風通聖散**には、白色脂肪組織の脂肪分解作用と褐色脂肪組織の活性化による減量効果が報告されています[4]。本薬剤は18種類の生薬からなり、このうち麻黄にはエフェドリンが含まれ、甘草、荊芥、連翹にはカフェイン様のホスホジエステラーゼ阻害作用があり、交感神経終末からノルアドレナリンの放出の増強と細胞内でのホスホジエステラーゼ作用の阻害を介してノルアドレナリンの効果を持続させる機序が想定されています。本薬剤7.5g/日の投与が食事・運動療法単独群より6ヵ月で3.4kgの減量と内臓脂肪量及びウエスト周囲長を減少させることが報告されています。副作用は、下痢を5％、肝障害を1〜2％の頻度で認めます。

Q6 現在、どのような抗肥満薬が開発中ですか。

開発中の肥満症の治療薬は、摂取エネルギーを減らす薬剤、消費エネルギーを増やす薬剤に大別されます(図9)。前者には食欲を減じる薬剤と食事の吸収を阻害する薬剤があります。食欲中枢に作用する薬剤としては、ノルアドレナリン・セロトニン再取り込み阻害薬(SNRI)やカンナビノイド1受容体阻害薬、ニューロペプチドY受容体作動薬、ヒスタミン受容体阻害薬、グレリン拮抗薬などがあり、食事の吸収を阻害する薬剤には、膵リパーゼ阻害薬が挙げられます。エネルギー消費を増加させる薬剤としては、β3アドレナリン受容体作動薬が脂肪分解と熱産生を促す薬剤として期待されています。

また、オキシントモジュリンなどの腸管ホルモン作用薬も研究されています。

肥満症治療薬は開発が難しいとされていますが、それは、肥満は代謝面のみならず精神面も影響しているからであり、降圧薬、スタチン、血糖降下薬などとは異なり、一定の効果が得にくいことが理由に挙げられています。

Q7 抗肥満薬の効果に個人差が見られるのはなぜですか。

抗肥満薬は、降圧薬、血糖降下薬、コレステロール低下薬とは異なり、誰にでもある一定の効果が確実に得られるというわけにはいきません。それは、減量の主たる治療は食事制限と運動であり、それらの実施状況により、大きく効果が異なるからです。したがって、処方すればある一定の減量が得られるものではなく、第1章で述

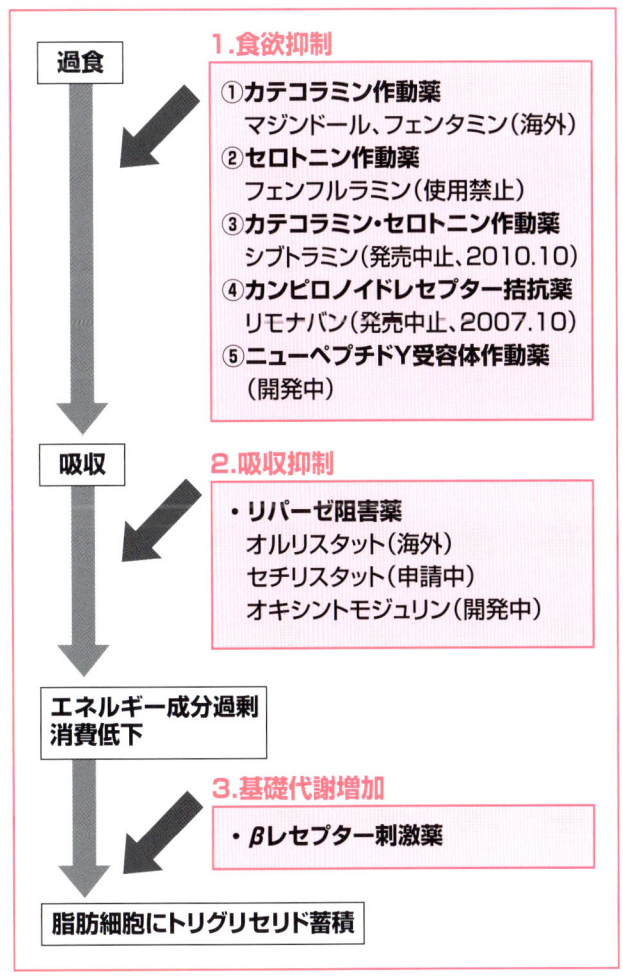

```
過食
 ↓
  1.食欲抑制
  ①カテコラミン作動薬
    マジンドール、フェンタミン(海外)
  ②セロトニン作動薬
    フェンフルラミン(使用禁止)
  ③カテコラミン・セロトニン作動薬
    シブトラミン(発売中止、2010.10)
  ④カンビノイドレセプター拮抗薬
    リモナバン(発売中止、2007.10)
  ⑤ニューペプチドY受容体作動薬
    (開発中)

吸収
 ↓
  2.吸収抑制
  ・リパーゼ阻害薬
    オルリスタット(海外)
    セチリスタット(申請中)
    オキシントモジュリン(開発中)

エネルギー成分過剰
消費低下
 ↓
  3.基礎代謝増加
  ・βレセプター刺激薬

脂肪細胞にトリグリセリド蓄積
```

図9　抗肥満薬の作用機序

べたように、患者さんとの信頼関係を十分に築き、生活習慣の是正の指導を行いつつ、その継続の動機づけに使用するという方針で処方する必要があります。

Q8 抗肥満薬の効果を引き出すための工夫は何かありますか。

肥満症治療は食事及び運動習慣の見直しが基本であり、これらの生活習慣の是正が十分行われることが大切です。**肥満症治療の継続の動機づけの補助として抗肥満薬を用いる**ということを十分認識し、薬物療法を行う必要があります。したがって、生活習慣の是正が行われるような信頼関係を患者さんとの間に築くことが、抗肥満薬の効果を引き出す基本的条件です。

> **まとめ**
> - マジンドールは現在、抗肥満薬として保険医療で認められている唯一の薬剤である。
> - 減量効果を出すためには、食事、運動の指導を十分に行う必要がある。

■文献

1. 熊原雄一, 熊谷朗, 五島雄一郎, 鎮目和夫, 内藤周幸, 大西利夫. 食欲抑制薬Mazindol(AN-448)の肥満症に対する治療効果 －多施設臨床第II相試験－, 臨床評価13(2),419-459,1985.
2. 熊原雄一, 熊谷朗, 五島雄一郎, 鎮目和夫, 内藤周幸, 大西利夫. 食欲抑制薬Mazindolの肥満症に対する臨床評価 －多施設二重盲検法による検討－:臨床評価13(2),461-515,1985.
3. 齋木厚人, 小山朝一, 宮下洋. 肥満2型糖尿病にフォーミュラー食, マジンドールを用いた減量時の糖脂質代謝変動比較. 肥満研究 10 号: 287-291 2004.
4. 吉田俊秀, 日置智津子:肥満治療としての漢方薬の作用機序, 医学のあゆみ 202(12): 1005-1009,

4) 体重に影響を与える薬剤

> **疑問点**
> - 抗糖尿病用薬、抗精神薬のなかで、肥満を助長するものはないか。
> - 肥満症患者の合併症への薬剤使用にあたって、どのような配慮が必要か。

Q1 体重に影響を与える薬剤はありますか。

体重を増加させる可能性がある薬剤がいくつか報告されています。薬剤使用に伴う体重増加は、作用メカニズムによって2種類に分けることができます。食欲中枢に直接的に影響を及ぼす中枢性のものと、直接的に関与しない非中枢性のものです。中枢性に作用する薬としては、抗うつ薬、精神安定薬、抗てんかん薬、片頭痛の治療薬などがあり、非中枢性のものとしては、降圧剤の一部（βブロッカー、ベラパミル、クロニジンなど）、血糖降下薬の一部（インスリン、SU薬など）、ステロイドホルモン、抗ヒスタミン薬、抗ウイルス薬などが挙げられます（**表7**）。

Q2 体重増加を引き起こす降圧薬について教えてください。

交感神経のβ刺激は満腹のシグナルや末梢での脂肪分解に関わっており、βブロッカーはこれらの作用を阻害して、体重・インスリン抵抗性・中性脂肪値の増加が報

肥満症の総合的治療ガイド

告されています[1]。したがって、耐糖能異常や脂質代謝異常のある肥満症患者でのβブロッカーを用いた治療には、注意が必要です。

Caチャンネル拮抗薬のベラパミルは一般には体重には影響がないとされますが、片頭痛患者の治療で体重増加が報告されています[2]。クロニジンは選択的α2受容体で中枢性に交感神経系を抑制して体重を増加させると言われています[3]。

Q3 抗うつ薬と肥満の関係について教えてください。

抗うつ薬として広く使われている選択的セロトニン再取り込み阻害薬(SSRI)は、投与初期に嘔気など食欲抑制効果を認めることがありますが、長期的には症状の改善に伴って食欲が亢進し、体重が増加することが多いようです[4]。

古くから使われている**三環系抗うつ薬**[5]や最近日本でも承認された**四環系抗うつ薬のミルタザピン**[6]にも体重増加の報告があります。

以前、抗うつ薬として使用され、現在は主に抗パーキンソン治療薬として用いられているモノアミン酸化酵素阻害薬でも、体重増加作用が知られています[7]。

Q4 肥満を伴う2型糖尿病の治療にあたって、どのような点に注意して薬物治療を行うべきでしょうか。

2型糖尿病患者は一般に肥満を持ち、肥満に伴うインスリン抵抗性が病気の発症に関わっています。このような2型糖尿病の治療で、血糖降下治療によりさらに体重が増加することは大きな問題です(**表8**)。治療による血糖低下で空腹感が増加し食欲が亢進することに加え、インスリン自体が同化ホルモンであり、インスリン注射やSU薬・グリニドによるインスリン分泌刺激によって起こる高インスリン血症が、体重を増加させる方向に働きます[8]。また、チアゾリジン誘導体はインスリン抵抗性を改善し血糖を低下させますが、脂肪生成を促進するため、体重を増加させることが知られています[9]。

2型糖尿病の治療では肥満を助長しない薬物療法が望まれ、メトフォルミンやαグルコシダーゼ阻害薬が体重に影響を及ぼさない薬剤として注目されてきました。メトフォルミンはインスリンやチアゾリジン誘導体との併用療法で体重増加を軽減する効果が認められており[10][11]、肥満を持つ2型糖尿病患者の治療に多く用いられています。

近年、新しい糖尿病治療薬として消化管ホルモンであるGLP-1の注射薬や体内でGLP-1を分解する酵素DDP-4の阻害薬が開発され、共に体重に影響の少ない血糖降下薬として注目されています。注射製剤のGLP-1薬は中枢に直接働いて体重を減少させる機序が知られています[12]。

糖尿病の治療にあたっては血糖の降下作用だけでなく、体重に及ぼす影響も考えて治療を行う必要があります。

表7 体重を増加させる可能性がある薬剤

中枢性	非中枢性
・抗うつ剤 ：モノアミン阻害剤、選択的セロトニン再取り込み阻害薬など	・降圧薬 ：βブロッカー、ベラパミル(カルシウムチャンネル拮抗剤)、クロニジンなど
・精神安定剤	・血糖降下薬の一部(詳細は表8を参照)
・抗てんかん剤	・ステロイドホルモン
・片頭痛治療薬	・脂質異常症薬 ：フィブラート剤
・その他	・抗ヒスタミン剤
	・抗ウイルス剤
	・その他

第3章　肥満症治療の実際

表8　血糖降下薬の体重に及ぼす影響

1. 体重を増加させる可能性のある血糖降下薬
A. インスリン：一般名（製品名）
　a. 超速効型
　・インスリンアスパルト（ノボラピッド）
　・インスリンリスプロ（ヒューマログ）
　・インスリングルリジン（アピドラ）
　b. 速効型
　・生合成ヒト中性インスリン（ノボリンR、イノレットR）
　・ヒトインスリン（ヒューマカートR、ヒューマリンR）
　c. 持効型溶解インスリン
　・インスリングラルギン（ランタス）
　・インスリンデテミル（レベミル）
　・インスリンデグルデク（トレシーバ）
　d. 中間型インスリン
　・生合成ヒトイソフェンインスリン
　　（ノボリンN、イノレットN）
　・中間型インスリンリスプロ（ヒューマログN）
　・ヒトイソフェンインスリン（ヒューマリンN）
　e. 混合型インスリン
　・インスリンリスプロ混合製剤
　　（ヒューマログミックス）
　・二相性プロタミン結晶性インスリンアスパルト
　　（ノボラピッド ミックス）
　・生合成ヒト二相性イソフェンインスリン
　　（ノボリン、イノレット）
　・ヒト二相性イソフェンインスリン
　　（ヒューマリン3/7）
B. スルフォニールウレア剤：一般名（製品名）
　・トルブタミド（ヘキストラスチノンなど）
　・アセトヘキサミド（ジメリン）
　・クロルプロパミド（アベマイド）
　・グリクロピラミド（デアメリン）
　・グリベンクラミド（オイグルコン、ダオニールなど）
　・グリクラジド（グリミクロンなど）
　・グリメピリド（アマリールなど）
C. グリニド製剤：一般名（製品名）
　・ナテグリニド（スターシス、ファスティックなど）
　・ミチグリニド（グルファスト）
　・レパグリニド（シュアポスト）
D. チアゾリジン誘導体：一般名（製品名）
　・ピオグリタゾン（アクトスなど）
E. 配合剤：一般名（製品名）
　・グリベンクラミド＋ピオグリタゾン（ソニアス）
　・ミチグリニド＋ボグリボース（グルベス）
　・ピオグリタゾン＋アログリプチン（リオベル）
　・ピオグリタゾン＋メトホルミン（メタクト）

2. 体重を変化させないか減少させる可能性のある血糖降下薬
A. ビグアナイド剤：一般名（製品名）
　・メトホルミン
　　（メトグルコ、メデット、グリコラン、ネルビス、メトリオンなど）
　・ブホルミン（ジベトスなど）
B. αグルコシダーゼ阻害剤：一般名（製品名）
　・アカルボース（グルコバイなど）
　・ボグリボース（ベイスンなど）
　・ミグリトール（セイブル）
C. DDP4阻害剤：一般名（製品名）
　・シタグリプチン（ジャヌビア、グラクティブ）
　・ビルダグリプチン（エクア）
　・アログリプチン（ネシーナ）
　・リナグリプチン（トラゼンタ）
　・テネリグリプチン（テネリア）
　・アナグリプチン（スイニー）
　・サキサグリプチン（オングリザ）
D. GLP-1受容体作動薬：一般名（製品名）
　・リラグルチド（ビクトーザ）
　・エキセナチド（バイエッタ）、持続性エキセナチド（ビデュリオン）
　・リキシセナチド（リクスミア）

まとめ
● 日常用いている薬剤の中に体重を増加させる作用を有するものがあるので注意を要する。
● 特に血糖降下薬の中には、一過性に血糖が低下しても、長期には体重増加の結果、無効となる薬剤もある。

■ 文献

1. Pischon T, Sharma AM 2001 Use of beta-blockers in obesity hypertension: potential role of weight gain. Obes Rev 2:275-280.
2. Maggioni F, Ruffatti S, Dainese F, Mainardi F, Zanchin G 2005 Weight variations in the prophylactic therapy of primary headaches: 6-month follow-up. J Headache Pain 6:322-324.
3. Schwartz RS, Jaeger LF, Veith RC 1988 Effect of clonidine on the thermic effect of feeding in humans. Am J Physiol 254:R90-94.
4. Benazzi F 1998 Weight gain in depression remitted with antidepressants: pharmacological or recovery effect? Psychother Psychosom 67:271-274.
5. Garland EJ, Remick RA, Zis AP 1988 Weight gain with antidepressants and lithium. J Clin Psychopharmacol 8:323-330.
6. Himmerich H, Fulda S, Schaaf L, Beitinger PA, Schuld A, Pollmacher T 2006 Changes in weight and glucose tolerance during treatment with mirtazapine. Diabetes Care 29:170.
7. Cantu TG, Korek JS 1988 Monoamine oxidase inhibitors and weight gain. Drug Intell Clin Pharm 22:755-759.
8. 1998 Intensive blood-glucose control with sulphonylureas or insulin compared with conventional treatment and risk of complications in patients with type 2 diabetes (UKPDS 33). UK Prospective Diabetes Study (UKPDS) Group. Lancet 352:837-853.
9. Dormandy JA, Charbonnel B, Eckland DJ, Erdmann E, Massi-Benedetti M, Moules IK, Skene AM, Tan MH, Lefebvre PJ, Murray GD, Standl E, Wilcox RG, Wilhelmsen L, Betteridge J, Birkeland K, Golay A, Heine RJ, Koranyi L, Laakso M, Mokan M, Norkus A, Pirags V, Podar T, Scheen A, Scherbaum W, Schernthaner G, Schmitz O, Skrha J, Smith U, Taton J 2005 Secondary prevention of macrovascular events in patients with type 2 diabetes in the PROactive Study (PROspective pioglitAzone Clinical Trial In macroVascular Events): a randomised controlled trial. Lancet 366:1279-1289.
10. DeWitt DE, Hirsch IB 2003 Outpatient insulin therapy in type 1 and type 2 diabetes mellitus: scientific review. Jama 289:2254-2264.
11. Fonseca V, Rosenstock J, Patwardhan R, Salzman A 2000 Effect of metformin and rosiglitazone combination therapy in patients with type 2 diabetes mellitus: a randomized controlled trial. Jama 283:1695-1702.
12. Kendall DM, Cuddihy RM, Bergenstal RM 2009 Clinical application of incretin-based therapy: therapeutic potential, patient selection and clinical use. Am J Med 122:S37-50.

第3章 肥満症治療の実際

項目3 肥満外科治療

外科治療のあり方

近年、肥満は世界中で問題になっています。比較的肥満が少ないといわれる日本でもBMI25以上の肥満は男性で約30％に達し、BMI30以上は国民全体の3.5％、BMI35以上の高度肥満は0.5％に相当する約60万人はいると考えられています。

高度肥満に対する内科的治療はこれまでいくつか試みられてきました。しかし、長期的減量効果を確実にあげる方法については、まだ十分に確立されていません。そうした状況下で、外科治療が長期的減量効果をもたらしていることが示され[1]（**図10**）、世界的に高度肥満は外科治療の対象とされ始めました。その結果、肥満外科治療は減量とそれに伴う肥満関連合併症の改善、ひいては患者さんの生命予後もよいと報告されるに至りました[1]（**図11**）。なお、美容目的の脂肪吸引術などとは、まったく区別される手術です。

外科治療は「胃の縮小を伴う手術」と定義されています。胃の縮小を行うことにより食事摂取量を減らします。手術法として、胃-小腸バイパスをつくり、栄養吸収を減らすことを付加する方法もあります。手術法には、開腹術と内視鏡手術（腹腔鏡下手術）があり、現在では後者が主流になっています。手術による傷が小さく、侵襲が少ないため、早期の離床、退院、社会復帰が可能だからです。また、内視鏡手術（腹腔鏡下手術）に熟練した外科医が行えば、開腹手術より合併症が少ないともいわれています。

外科治療は単純に胃を小さくして食事摂取量を減らすだけではなく、消化管ホルモン動態が変わり、食欲を促すホルモンが減少し、満腹感を促すホルモンが増加するため、術後の空腹感が少なく減量できるといわれています[2)3)]。

外科治療の実施件数は日本ではまだ少ない状況ですが、世界中では年間35万件近くも行われており、一般

体重−30％を15年間維持
（例）120kg→84kg

年	0	0.5	1	2	3	4	6	8	10	15
対照群	2,037	1,768	1,660	1,553	1,490		1,281	982	886	190
バンディング	376	363	357	328	333		298	267	237	52
胃垂直離断術	1,369	1,298	1,244	1,121	1,086		1,004	899	746	108
胃バイパス術	265	245	245	211	209		166	92	58	10

N ENGL J Med 2007, 357, 8、一部加筆

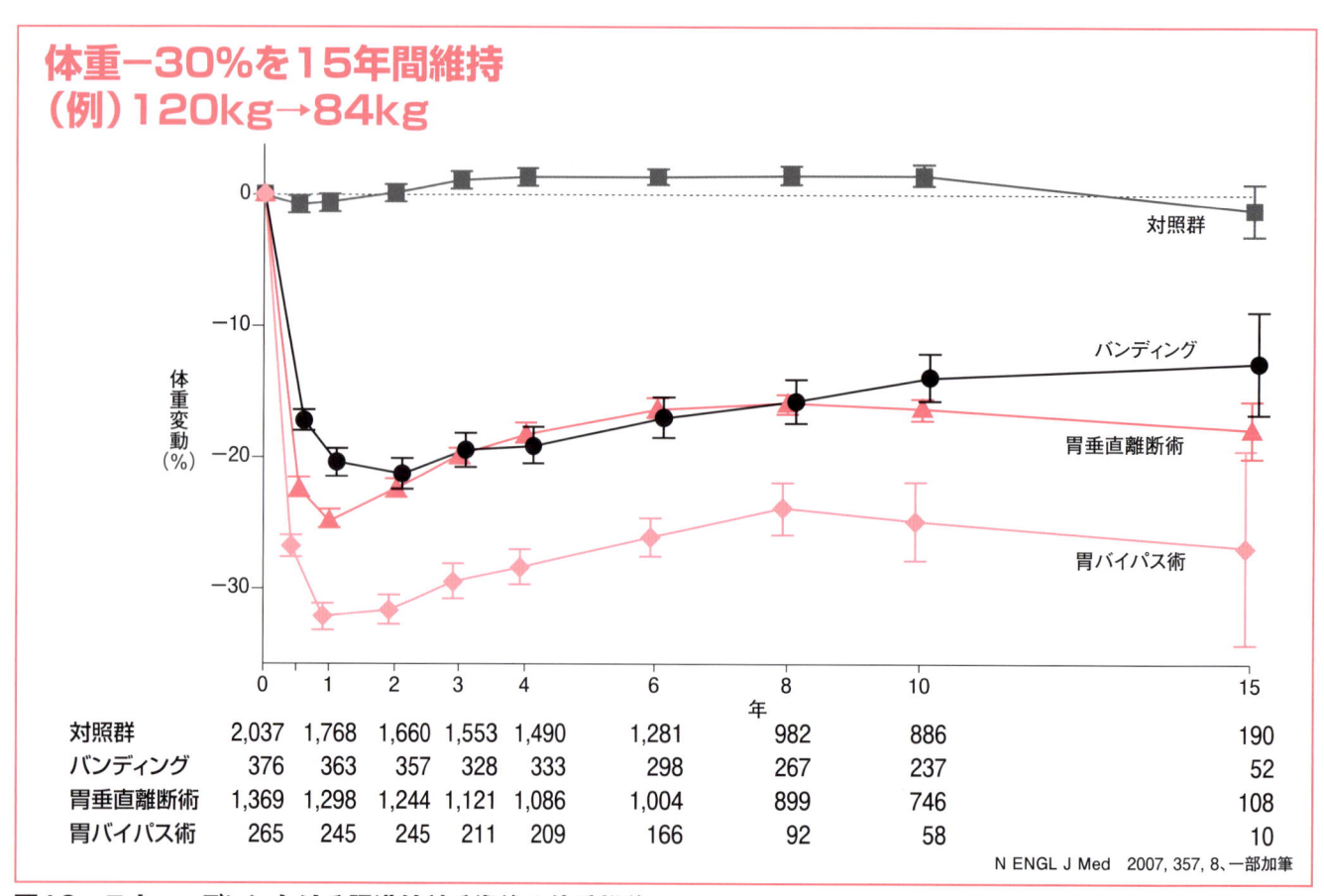

図10 スウェーデンにおける肥満外科手術後の体重推移

的な治療方法です。米国だけでも年間23万件が行われており、大腸癌、胃癌の手術よりも多くなっています。日本では1982年から行われ、2002年に腹腔鏡下手術が始まるまでは20年間で100例程度でしたが、腹腔鏡下手術が始まってからは年々増加し、現在までに約600件の腹腔鏡下肥満症手術が行われています。しかし、年間176件（2012年）という数は、アジア諸国に比してもまだ少ない状況です。

近年、胃バイパス術は術後早期の体重減少が十分得られる前から糖尿病の改善効果が高いことが報告され、「Metabolic surgery」という概念が提唱され始めました[4]。国際糖尿病連盟では糖尿病治療の選択肢の一つに挙げています[5]。

外科手術で注意すべきは、肥満症患者、特に外科手術の対象となる高度肥満の人には、背景に多くの臓器障害以外に、生活背景と精神面にさまざまなトラブルを抱えている人が多いことです[6]。術前の面接時に、入念に生活背景の聞き取り、精神面の評価を行い、術後も食事療法は必須であること、必要に応じて精神的側面へのサポートを受けることなども理解してもらってから、手術を実施することが大切です。それには、内科医、ときには精神科医とも連携し、栄養士、臨床心理士、ソーシャルワーカーなどとチーム体制を組み、治療を進める必要があります。

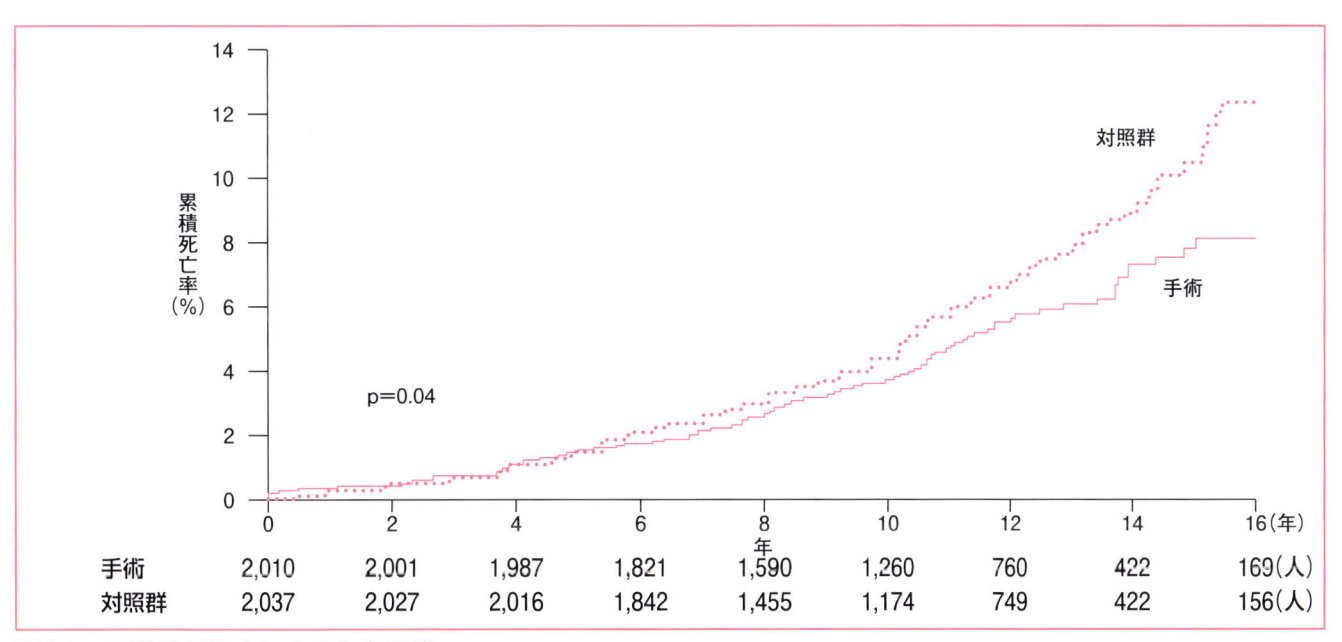

図11　肥満外科治療による生命予後

■文献

1. Sjöström L, Narbro K, Sjöström CD, Karason K, Larsson B, Wedel H, Lystig T, Sullivan M, Bouchard C, Carlsson B, Bengtsson C, Dahlgren S, Gummesson A, Jacobson P, Karlsson J, Lindroos AK, Lönroth H, Näslund I, Olbers T, Stenlöf K, Torgerson J, Agren G, Carlsson LM; Swedish Obese Subjects Study. Effects of bariatric surgery on mortality in Swedish obese subjects., N Engl J Med 2007;357:741-752.
2. Neff KJ, O'Shea D, le Roux CW. Glucagon like peptide-1 (GLP-1) dynamics following bariatric surgery: a signpost to a new frontier. Curr Diabetes Rev. 2012 Nov 5.
3. Castagneto-Gissey L, Mingrone G. Insulin sensitivity and secretion modifications after bariatric surgery. J Endocrinol Invest. 2012 Jul;35(7):692-698. doi: 10.3275/8470. Epub 2012 Jun 25. Review.
4. Halperin F, Goldfine AB. Metabolic surgery for type 2 diabetes: efficacy and risks. Curr Opin Endocrinol Diabetes Obes. 2013 Apr;20(2):98-105.
5. Davin SA, Taylor NM. Comprehensive review of obesity and psychological considerations for treatment. Psychol Health Med. 2009 Dec;14(6):716-25.

第3章　肥満症治療の実際

1）外科治療の適応

疑問点

- どのような肥満症患者が外科手術の対象になるのか。
- 本人が望めば、外科手術をしてよいか。
- あらかじめ留意すべきことは何か。

Q1　外科治療は、どのような場合に考慮されますか。

肥満症に対する外科治療は、美容的な目的のために施行されるのではなく、肥満に伴うさまざまな合併症を改善させる目的で行われます。つまり、肥満が原因で健康に障害をおよぼす危険があると判断されるような場合で、内科的な治療を試みても、長期的な減量効果が十分得られない症例に考慮されます。

Q2　適応基準は決まっていますか。

日本肥満症治療学会は2013年に、『日本における高度肥満症に対する安全で卓越した外科治療のためのガイドライン（2013年版）』を発表しています（**本冊の巻末参照**）[1]。それによると、手術適応となる肥満症患者は年齢が18歳から65歳までの原発性（一次性）肥満であり、内科的治療を受けるも十分な効果が得られず、次のいずれかの条件を満たすものです。
① 減量が主目的の手術適応は、BMI35kg/m²以上であること。
② 合併疾患（糖尿病、高血圧、脂質異常症、肝機能障害、睡眠時無呼吸症候群など）治療が主目的の手術適応は、BMI32kg/m²以上であること。

Q3　海外の関連学会の適応基準と違いはありますか。

米国国立衛生研究所（NIH）は1991年に肥満症に対する外科治療の適応を以下のように定めています[2]。
・BMI40kg/m²以上
・BMI35kg/m²以上で肥満に起因する重篤な合併症を有しているもの
しかし、日本をはじめとするアジア人は、欧米人に比べて低いBMIで糖尿病が重篤化しやすいことが知られており、2005年にアジア太平洋肥満外科学会（APBSG）はアジア人に対する適応を以下のように定めました[3]。
・BMI37kg/m²以上
・BMI32kg/m²以上で糖尿病を有するかもしくは2つ以上の肥満に起因する合併症を有するもの

さらに最近では、その基準を引き下げる動きが広がっていることから、日本肥満症治療学会のガイドラインでは先に述べたような基準になっています。

現在、先進医療対象（腹腔鏡下スリーブ状胃切除術）、保険適用（開腹胃縮小術）以外の手術は、原則、各施設での倫理委員会の承認のもと、臨床研究として症例ごとに手術適応と手術術式を慎重に検討し、術式の選択理由を含め、十分な患者説明と同意を必要とします。

Q4　本人が外科治療を望めば、外科治療は可能ですか。

肥満は原発性肥満と2次性肥満に分けられますが、後者の薬物や他の内分泌疾患などが原因の肥満症の場合は適応になりません。当然ながら、二次性肥満の場合は、原疾患の治療が優先されます。また、重度の精神疾患やアルコール依存症の患者の場合も、適応には慎重になるべきです。

手術をすれば簡単に痩せられるといった安易な考えをもつ人には、術後も食事制限と生活習慣の是正は必須であることを十分に理解してもらってから、実施すべきです。家族やパートナーの物心両面からのサポートも重要です。

Q5　患者さんとの術前の打ち合わせで確認しておくことはありますか。

外科治療のみで減量ができるのではなく、実際には、術後の長期的な食事療法や運動療法を行うことによって減量が図られます。したがって、術後も専門医またはチームによる永続的な診療を受ける必要があり、このことを十分理解していることを確認する必要があります。当然、患者さんの生活歴、家族背景や精神疾患の既往等は十分把握しておく必要があります。

Q6 安心して外科手術のできる病院は、どのように探せばよいですか。

欧米ではアメリカ肥満代謝外科学会によるCOE（Center of Excellence：卓越した拠点）の認定制度があります（2013年5月現在）。わが国でこれを受けている施設は一つしかありません。また、認定施設制度そのものもまだ確立していませんが、2013年3月現在、本学会にて試案が検討されている段階です。外科手術は、大学病院8ヵ所、その他の病院数ヵ所で始めており、それら病院の外科医が、他の病院の熟練した外科医と十分に連携し合い、修練を積んできていることに加えて、内科医、栄養士、臨床心理士などからなる支援体制が確立していることが重要です。

病院を探す場合、そうした内容がホームページに具体的に掲載されているかが参考になります。

> **まとめ**
> - 『日本における高度肥満症に対する安全で卓越した外科治療のためのガイドライン（2013年版）』（日本肥満症治療学会）の中で、減量が主目的の手術適応は「BMI35kg/㎡以上」とされている。
> - 合併疾患（糖尿病、高血圧、脂質異常症、肝機能障害、睡眠時無呼吸症候群など）治療が主目的の手術適応は、「BMI32kg/㎡以上」である。
> - 手術は、十分な経験のある外科医のもとで行うべきである。
> - 術前には十分な総合的な臓器障害に関する検査を受けてもらう必要がある。
> - 術後、長期的にフォローアップできる体制を整えておく。

■文献
1. 日本における高度肥満症に対する安全で卓越した外科治療のためのガイドライン（2013年版）（本冊の巻末参照）
2. 〈アメリカ基準〉National Institute of Health Consensus Development Conference Panel, Ann Intern Med. 1991;115:956-961.
3. 〈アジア基準〉Kasama K, Mui W, Lee WJ, Lakdawala M, Naitoh T, Seki Y, Sasaki A, Wakabayashi G, Sasaki I, Kawamura I, Kow L, Frydenberg H, Chen A, Narwaria M, Chowbey P. IFSO-APC consensus statements 2011. Obes Surg. 2012 May;22(5):677-84.

2) 外科治療の前に準備すべきこと

> **疑問点**
> - 手術すれば、すべてが解決するのか。
> - 高度肥満症患者は一見、元気そうに見えるが、どのような合併症が隠れているか。
> - 手術を受けた後で後悔しないために何をしておけばよいか。

Q1 外科治療前にはどのような準備が必要ですか。

高度肥満症の患者さんは、思い込みが強かったり、手術への理解が十分でなかったりすることがよくあります。まず、外科手術の減量効果、代謝改善度について説明する際、その効果は実際には外科治療後の食事制限から始まること、それには本人が粘り強く生活習慣を変える意志を持つことが大切であると理解、納得してもらうことが大切です。

もちろん、手術に伴うあらゆる合併症の可能性も一つずつ丁寧に説明します。術後長期にわたってフォローする医療チームのスタッフを紹介しておくことも大切です。

術前に身体の医学的各種検査と評価、さらに精神面においても、必要時には精神科医の診察を受けてもらい、あらかじめ精神的サポート体制を作っておくことが必要です。そのためには必要に応じて2週間程度の内科入院をしてもらうことが望まれます。入院中の聞き取り調査あるいは行動から、外来ではわからなかった面が多く見出されることがありますが、それへの対処は術後管理に役立ちます。

Q2 手術の説明は、どこまで行いますか。

手術適応基準について確認します。すなわち、年齢が18歳から65歳までの原発性（一次性）肥満であり、内科的治療に抵抗する肥満であること、さらに、BMI≧35（bariatric surgery）、もしくはBMI≧32（metabolic surgery）であること[1]を確認します。次いで、減量手術にはさまざまな術式があること、各種手術法とその難易度、周術期の特徴、それぞれの減量効果、合併症改善の見込み、また長期的にみたときの安全性、短所なども説明します。従来報告されている手術死亡率の成績なども表明したいものです。

Q3 患者さんの理解度はどのように判定しますか。

高度肥満症患者は、新たな説明に対して理解が十分でないことがよくあります。可能な限り、術前にご家族、必要に応じて職場のキーマンなども交えて説明し、本人が周囲の納得を得ているかを確認することが大切です。また、その際には、医療側から周囲の方々に長期的な支援を要請することもあります。

術前にフォーミュラ食などの食事療法を試み、その適応性から患者さんの理解度、納得度を判断することもできます。

Q4 どのような病歴、全身検索が必要ですか。

高度肥満に至った生活歴、リバウンドも含めた減量治療歴を聴取することが大切です。その経過から、その人の行動様式を読みとると、術後の長期フォローに役立ちます。

全身機能検索では、高血圧、糖尿病、脂質異常症、肝機能障害、腎機能障害、睡眠時無呼吸症候群、膝・腰関節疾患などの検査が重要です。重篤な術後合併症となる深部静脈血栓症の関連検索も重要です。

術前の血糖コントロールが悪いと術後の血糖値が高くなり、糖尿病の寛解率が下がり、減量効果も悪くなることが知られています。したがって、高くてもHbA1c8%台のコントロールが必要です。

脂肪肝も肥大が高度になると、術野の確保が難しくなり、手術が困難になります。これに対し、術前2〜4週間の超低カロリー食で肝臓肥大を抑制すると、手術時間・術中合併症を減らせることが報告されています。

肥満症の総合的治療ガイド

Q5 術前に教育入院を実施しているところがあると聞きますが、どんなことをするのですか。

外来での診察では十分な聞き取りができず、互いに行き違いが生じることがあります。術前に2週間程度の内科入院を実施すると（**図12**）、全身検索を丁寧にでき、隠れている合併症の発見と、その緊急治療が可能です。血糖コントロールが不良であればそのコントロールを、睡眠時無呼吸があれば持続的陽圧呼吸治療（CPAP）を行います。さらに、肝臓肥大や隠れた慢性心不全の発見、治療などのためにも有用な期間となります。

加えて、先にも述べたように、患者さんは入院期間中にさまざまな際立った行動様式をとることがありますが、その観察期間でもあります。入院中にフォーミュラ食を経験することは、患者さんにとって術後摂取栄養組成の知識獲得と体験の両面で利点があります。

これらの観察を通じて、患者さんの過去のみならず、新たな取り組みへの受け入れ度合い、理解力などを医療スタッフが把握できます。その情報は術後の生活や食事管理上の参考となり、術後長期フォローを行ううえで大いに役立ちます。

Q6 チームでのアプローチの進め方について教えてください。

高度肥満症患者は、身体的、精神的に多くの問題を抱えており、多面的なアプローチが必要なため、外科手術に際しては、外科医のほか、内科医、精神科医、さらには看護師、栄養士、臨床心理士、理学療法士など、多職種による分析、指導が必要になります[2]。しかし、多職種が関与すればするほどアプローチは複雑化し、連携不足からトラブルが発生する可能性もあり得ます。

したがって、個々例の症例検討会が必要となり、全スタッフが一堂に集まり、さまざまな角度からの検討がなされ、かつそれを共有するには症例カンファレンスが有効です（**図12**）。具体的には、内科的合併症の状況、治療状況、看護的側面、栄養士の意見、精神科医あるいは臨床心理士の意見がその場で語られ、手術適応、術式、起こりうるべき合併症と対処法、精神心理面でのサポートなどについて見解を統一しておくことが大切です。

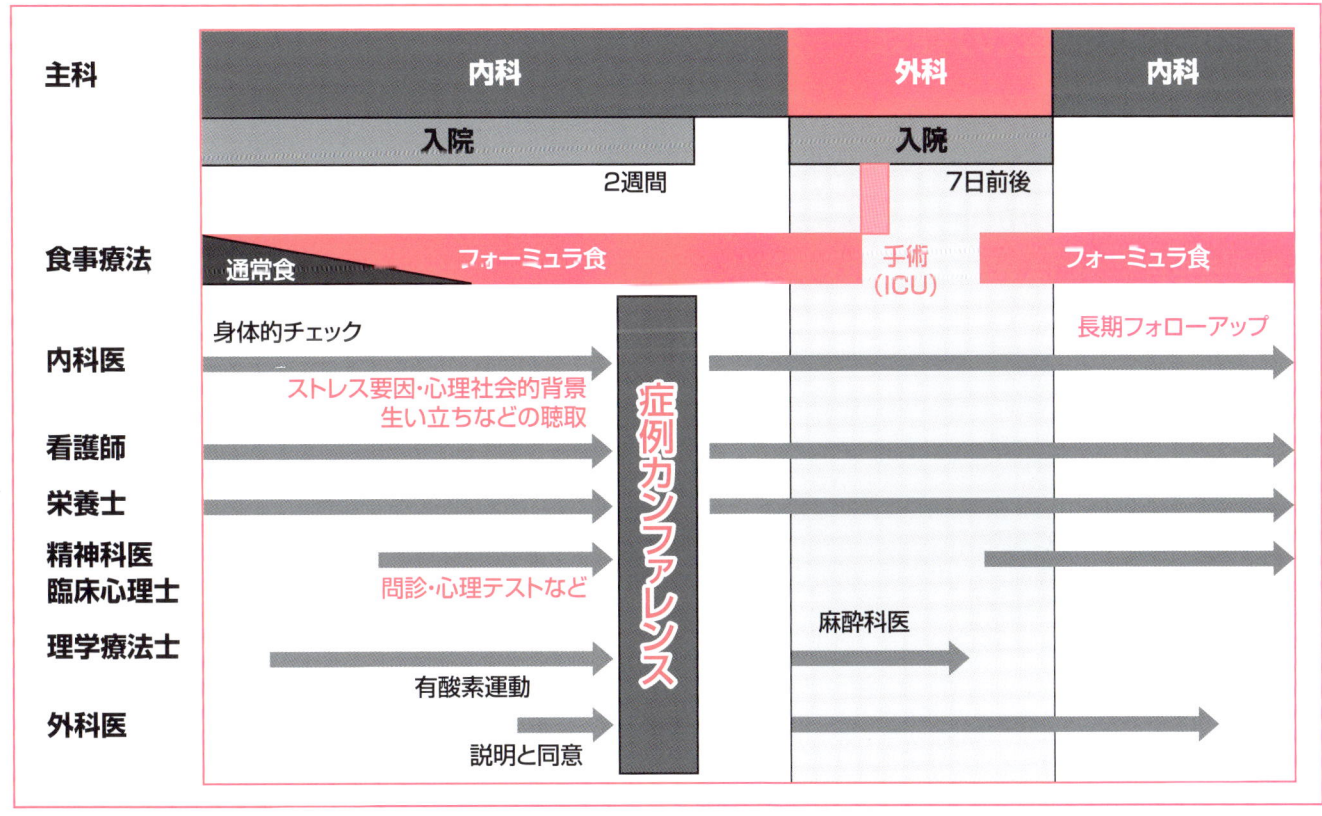

図12　減量入院プログラム（例）

第3章 肥満症治療の実際

まとめ

- 家族も含め、高度肥満症治療は外科手術で終わるのではなく、そこから長い減量治療が始まるという認識を持ってもらう。
- 肥満外科治療の前に、肥満が関連する病態を把握する。肥満度と肥満症の治療歴の把握はもちろん、合併症として、糖尿病、高血圧、脂質異常症、肝機能障害、腎臓機能障害、睡眠時無呼吸症候群、膝・腰関節疾患などの有無も調べる。
- 深部静脈血栓症のリスク把握のための血液凝固系の検査も欠かさずに行う。
- 糖尿病コントロール不良、高度脂肪肝、睡眠時無呼吸症候群、心不全などがある場合は、それぞれへの応急処置を行い、必要であれば、フォーミュラ食などによる急速減量を実施する。
- 術者に加え、患者を中心として、身体的、精神的側面を支える医療チームを事前に整えておく。

■文献
1. 日本における高度肥満症に対する安全で卓越した外科治療のためのガイドライン(2013年版)(本冊の巻末参照)
2. Melissas J. : IFSO guidelines for safety, quality, and excellence in bariatric surgery. Obes Surg. 2008 May;18(5):497-500.

3) 肥満外科術式の種類 ── 特徴及び効果 ──

疑問点

- 肥満外科手術法には、どのようなものがあるか。
- 手術による減量の原理は、食べられなくすることのみか。
- 肥満外科手術には、どのようなリスクあるか。

── 概略 ──

肥満症に対する外科手術は、1954年に空腸回腸バイパス(jejunoileal bypass)が行われて以来、さまざまな術式の変遷を経て、現在、
① 調節性胃バンディング術(adjustable gastric banding: AGB)
② スリーブ状胃切除術(sleeve gastrectomy:SG)
③ ルーワイ胃バイパス術(Roux-en-Y gastric bypass: RYGB)
④ 胆膵路変更・十二指腸バイパス術(biliopancreatic diversion with duodenal switch:BPD/DS)

などが、確立された術式として世界的に広く施行されています(**図13**)。

基本原理は、胃の容量を小さく形成することにより摂食量を抑制することと、消化管(小腸)をバイパスすることにより消化吸収を抑制することのいずれか、もしくは両方の組み合わせにより、効果的な体重減少を図るという考え方に基づいています。前述①②は摂食量を抑制する術式で、③④は両方の要素が組み合わさった術式ですが、④はバイパスされる消化管が長く、吸収抑制の要素がより強く、体重減少度が最も大きくなります。④は日本を含むアジア諸国ではほとんど行われていませんが、

肥満症の総合的治療ガイド

これは欧米人と比較し、アジア人では肉類など動物性蛋白質の摂取量が少ないため、強い吸収抑制を伴う術式では、術後の深刻な栄養障害が危惧されるためです。一方、日本を含むいくつかの地域では、スリーブバイパス術(sleeve gastrectomy with duodenojejunal bypass:SGB)が行われています[1]。これは、BPD/DSのバイパスされる消化管長を短くした、いわゆる"BPD/DS変法"です。

2008年の調査では、世界で年間34万件超の外科手術が行われており、術式の内訳はRYGB 49%、AGB 42%、SG 5%、BPD/DS 2%でした[2]。全体の91%が腹腔鏡下手術(Laparoscopic surgery)で行われており、9%が開腹手術(Open surgery)でした。2008年以降、AGBの施行件数は減少傾向にある一方、SGが増加傾向にあります。

なお、胃内バルーン留置術(Bioenterics intragastric balloon:BIB)は、内視鏡観察下に胃内に風船を通常約6ヵ月間留置することで、物理的な胃内容の減少・機能的な胃内容の排泄遅延による減量効果を期待するものです。これはいわゆる"手術"ではありませんが、広義の外科治療に含まれます。簡便かつ可逆的ですが、6ヵ月の一時的治療であり、この間、胃部不快感が続き、バルーン抜去後のリバウンドが高率であるといわれています。

Q1 現在行われている術式について、個々教えて下さい。

調節性胃バンディング術(adjustable gastric banding:AGB)

AGBでは、腹腔鏡下で、シリコン製のバンドを胃上部に20〜30mL程度の小さな袋(胃嚢)が形成されるように巻きつけます。バンドの内側にはバルーン(風船)がついており、カテーテルを介して、皮下に埋め込まれたリザーバーにつながっています。リザーバーに滅菌生理食塩水を注入すると、注入量に応じてバルーンが膨らみ、バンドを巻いてある部分の胃が締まります。これにより、食事摂取量が減り、減量効果が得られます。

スリーブ状胃切除術(sleeve gastrectomy:SG)

SGでは、胃の外側(大弯側)を切除し、縦長に形成します(胃管)。これにより、胃の容量は約1/10に減少します。AGB同様、食事摂取量を減らすことで減量効果を期待するというコンセプトの術式ですが、SGで切除される噴門部胃は、食欲刺激ホルモンであるグレリン(ghrelin)の分泌細胞であるA細胞が集中して分布しており、SG術後には血中グレリン値が大幅に低下することが示されていることから、グレリンなど消化管ホルモンの関与も示唆されます。SGは新しい術式で、RYGBやAGBのように長期成績は十分に示されていませんが、少なくとも短・中期成績は良好[3]で、比較的シンプルな手術であることから、近年、世界的に施行件数が増加傾向にあります。

開腹で行う場合と、腹腔鏡を用いて行う場合があります。わが国では、腹腔鏡下スリーブ状胃切除術が先進医療として承認されています。

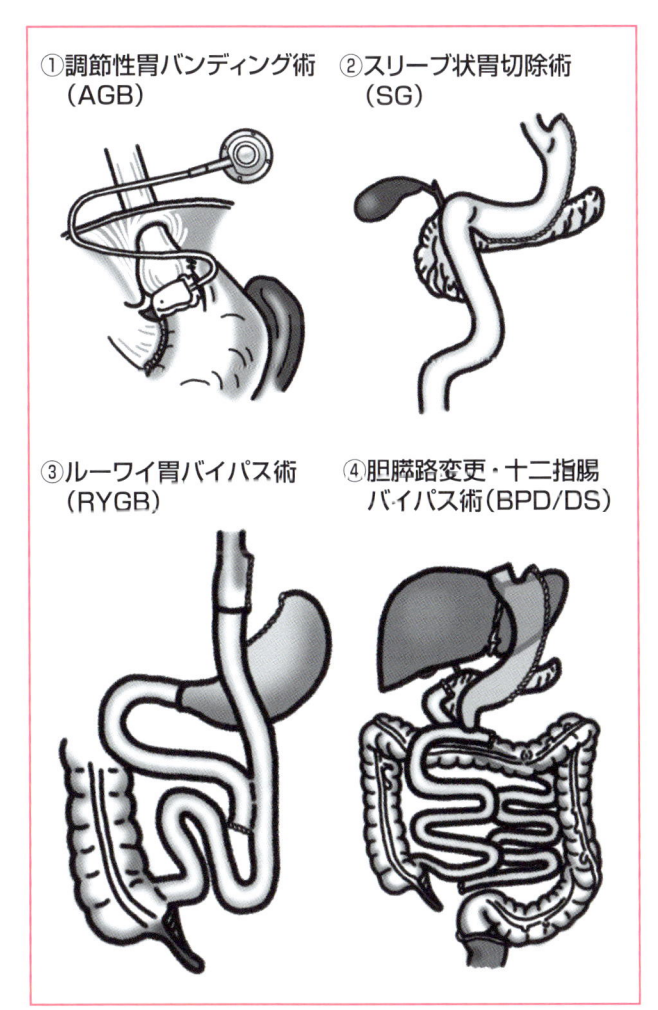

図13 代表的な減量手術の術式
① 調節性胃バンディング術(AGB)
② スリーブ状胃切除術(SG)
③ ルーワイ胃バイパス術(RYGB)
④ 胆膵路変更・十二指腸バイパス術(BPD/DS)

第3章 肥満症治療の実際

ルーワイ胃バイパス術（Roux-en-Y gastric bypass：RYGB）

RYGBでは、胃を20～30mL程度の小さな袋（胃嚢）と、それ以外の部分（残胃）とに切り離します。次に、上部小腸（空腸）をトライツ靭帯（十二指腸と小腸との境界）の50～100cmほど遠位側で離断し、一方の断端を挙上し、胃嚢とつなぎます（胃・空腸吻合）。続いて、胃・空腸吻合部から120～200cmほど遠位側の小腸と、他方の空腸断端とを吻合（空腸・空腸吻合）します。胃・空腸吻合部から空腸・空腸吻合部までをalimentary limb、トライツ靭帯から空腸・空腸吻合部までをbiliopancreatic limbと呼びます。食物が入る部分の胃容量が小さくなることで食事摂取量が減少し、さらに、残胃～十二指腸～biliopancreatic limbを食物が通過しないこと（バイパス）で吸収が抑制され、効果的な減量が得られます。開腹で行う場合と、腹腔鏡を用いて行う場合があります。

日本人では胃癌の発生が多いことから、残胃に癌ができても発見できない可能性があります。ピロリ菌陽性例など、胃癌発生のリスク因子を有する場合は注意が必要です。

胆膵路変更・十二指腸バイパス術（biliopan-creatic diversion with duodenal switch：BPD/DS）

BPD/DSは、胃の部分切除と小腸の大半をバイパスするもので、食物と消化液が混ざる部分の小腸（common limb）を50～100cmと極端に短くすることが特徴です。減量効果が高く確実で、しかもリバウンドが少ないとされています。しかし、吸収抑制効果が強く、長期的には栄養不良、筋肉減少症、骨粗鬆症などが起きやすいため、栄養成分の補充および厳重な栄養状態のモニタリングが必要です。

Q2 それぞれの術式の効果の違いについて教えて下さい。

肥満症に対する外科治療の効果は、超過体重減少率（% excess weight loss：%EWL）で表現されます。超過体重とは理想体重との差（超過分の体重）で、日本人の理想体重はBMIが22kg/m²となる体重として計算されます。術式により、術後に得られる%EWLには差が認められ、ルーワイ胃バイパス術（RYGB）では50～70%、調節性胃バンディング術（AGB）では40～60%、スリーブ状胃切除術（SG）では50～70%、胆膵路変更・十二指腸バイパス術（BPD/DS）では60～80%程度です。一般に、AGBでは術後2年程度かけて、ゆっくりと体重減少が得られるのに対して、RYGBやSGなどでは術後半年から1年の間に、急速に体重減少する傾向があります。どの術式が行われた場合も、その良好な減量効果により、高血圧、脂質代謝異常、睡眠時無呼吸症候群などの肥満関連健康障害は著明な改善が得られます。2型糖尿病に対する効果は、RYGBやBPD/DSといった消化管バイパスを伴う術式でより高い傾向にあります[4]（**表9**）。

超過体重減少率（% excess weight loss：%EWL）
＝体重減少量／超過分の体重（現体重－理想体重）
※日本人の理想体重＝BMIが22kg/m²相当

Q3 術式はどのように決めるのですか。

どの患者さんに対して、どのような手術を行うべきかという、術式選択に関しての絶対的な基準（アルゴリズム）は存在しません。患者さんの肥満度、肥満関連健康障害の種類ならびに重症度、既往歴、合併疾患、食習慣、全身麻酔下での手術に対する耐術能（全身状態）、起こり得る手術関連合併症とその発生リスク、術者および施設の習熟度や経験数などを参考に、個々の患者さんにとって最も適していると考えられる術式を、患者さんと医師との十分なディスカッションのうえで判断することが望ましいといえます。

Q4 外科治療のリスクについて教えてください。

一般的な消化器外科手術と同様に、肥満症の外科治療にもリスクがあります。これには、出血、縫合不全、吻合部狭窄、創感染、腹膜炎、腸閉塞、臓器損傷など、手術に直接関連する合併症と、手術侵襲に伴う全身性の合併症（肺炎、心筋梗塞、脳梗塞、腎不全、肝不全など）があります。AGBではシリコン製のバンドシステムを埋め込むことに伴う特有の合併症（リザーバー感染、バンドの逸脱やびらんなど）があります。外科治療全体の術後30日間の死亡リス

クは約0.3%と考えられます[5]。長期的には、特に消化管バイパスを伴う術式において、貧血や骨粗鬆症、ビタミン欠乏症などの栄養障害が起こり得ます。したがって、術後には定期的な栄養状態のモニタリングが必要となります。

日本では開腹手術としての胃縮小術が公的医療保険で認められていますが、現時点において、腹腔鏡下肥満外科手術は保険診療の適用外です。ただし、2010年1月に、腹腔鏡下スリーブ状胃切除術（Laparoscopic sleeve gastrectomy:LSG）が先進医療として承認されており、将来的には保険収載される可能性があります。

Q5 外科手術の費用はどのようになっていますか。

表9　術式別の肥満関連健康障害に対する改善効果

手術	糖尿病	高コレステロール血症	高血圧	睡眠時無呼吸症候群
調節性胃バンディング術（AGB）	47.8%	71.1%	38.4%	94.6%
ルーワイ胃バイパス術（RYGB）	83.8%	93.6%	75.4%	86.6%
胆膵路変更・十二指腸バイパス術（BPD/DS）	97.9%	99.5%	81.3%	95.2%

まとめ

- 術式には、胃の容量を小さくするものと、吸収を抑えるものとがあり、さらにその両方を組みあわせたものもある。
- それぞれの術式の特徴は異なり、特性をよく理解し、また将来の問題も合わせて検討し、選択を行う。
- 消化管バイパスを伴う手術では、胃の容量縮小、吸収抑制効果以外に、消化管ホルモンの分泌動態が変わることで、食欲抑制、代謝改善効果のあることが判明してきている。

■文献

1. Kasama K, Tagaya N, Seki Y, et al. Laparoscopic sleeve gastrectomy with duodenojejunal bypass: technique and preliminary results. Obes Surg 2009, 19: 1341-1345.
2. Buchwald H, Oien DM. Metabolic/bariatric surgery worldwide 2008. Obes Surg 2009, 19: 1605-1611.
3. Brethauer SA, Hammel JP, Schauer PR, et al. Systematic review of sleeve gastrectomy as staging and primary bariatric procedure. Surg Obes Relat Dis 2009, 5: 469-475.
4. Buchwald H, Avidor Y, Braunwald E, et al. Bariatric Surgery: A systematic review and meta-analysis. JAMA 2004, 292: 1724-1737.
5. Longitudinal Assessment of Bariatric Surgery (LABS) Consortium, Flum DR, Belle SH, et al. Perioperative safety in the longitudinal assessment of bariatric surgery. N Engl J Med 2009, 361: 445-454.

第3章 肥満症治療の実際

4）術後合併症：急性期

疑問点

- 手術の合併症にはどのようなものがあり、どのくらいの頻度で起こるのか。
- 他の手術と比べて、危険度はどのくらいか。

概略

　高度肥満に対する外科治療は確実な減量効果をもたらしますが、他の多くの外科治療と同じように術後合併症が存在します。副作用のない薬物療法がないのと同様に、合併症のない外科治療はありません。

　肥満外科治療は1950年代から始まり60年あまりの歴史の中で手術合併症に対するさまざまな知見が蓄積されています。1990年代半ばに腹腔鏡下手術が減量手術に導入されると、開腹手術時代と比較して手術合併症が著明に減少し、手術の安全性が高まりました。同時期に肥満人口が急増したことも相まって、世界的に減量手術の件数が増大してきました。手術の種類によって、どのような合併症が、術後どの時期に、どれくらいの頻度で起こりうるのかという知見が蓄積され、それらの診断に至る方法、そして対処の仕方についてのフローチャートも米国肥満外科学会により作成されています。

　現在、世界で施行されている標準的な減量手術には、前項に示した4種類がありますが、手術のターゲットは胃または胃と小腸になりますので、減量手術において基本的には上部消化管外科手術で起こる合併症がみられます。

　しかし、高度肥満症患者には体脂肪の量的・質的異常状態が認められ、それによって引き起こされる特殊な病態に関連した特徴的な合併症が起こる可能性がありますので（**23頁参照**）、それらについても十分な知識と対処が必要になります。

　手術合併症を予防すること、早期に診断し適切な処置を行えることは肥満外科治療を安全に導入し、そして普及させていくうえで必須です。

Q1　術後合併症にはどのようなものがありますか。

　減量手術の術後合併症は、次の3つのカテゴリーに分けて考えることができます（**表10**）。

1. 高度肥満という身体的状態に関連した合併症
2. 消化管を手術することによって起こる合併症
3. 腹部手術であることに起因する合併症

　1に関連するものに、「肺塞栓」「呼吸不全」「心筋梗塞」があります。いずれも発症すると重大な結果につながる可能性が高く、周術期には最大限の予防策を講じる必要があります。実際、肺梗塞は手術関連死亡原因の1位を占めていますので、周術期には適切な抗凝固療法が必須です。術後早期の無呼吸も要注意で、閉塞性睡眠時無呼吸症候群（OSAS）のある患者さんは術前から呼吸器内科にコンサルトするなどして経鼻的持続陽圧呼吸療法（CPAP）導入などを考慮すべきです。

　2に関連するものとしては、「消化管出血」「縫合不全」「狭窄」「腸閉塞」などが挙げられます。いずれも生命

表10　主な術後合併症（急性期）

I. 高度肥満によるもの
　・肺塞栓
　・呼吸不全
　・肺炎
　・心筋梗塞

II. 消化管を手術することによるもの
　・消化管出血
　・縫合不全
　・吻合部狭窄
　・腸閉塞
　・難治性リーク

III. 腹部手術であることに起因するもの
　・腹壁創感染
　・腹壁ヘルニア

に直結する重大な合併症であり、手術手技等の向上・工夫により減少させることが可能だと思われます。また、減量手術は消化・吸収経路を変更するため、長期的には三大栄養素だけでなく、微量元素、ビタミンなどが欠乏するリスクがあり、術式のいかんに関わらず、生涯にわたる栄養のモニタリングが必要です。

3では、腹壁やその他の部位からの後出血、創感染、腹壁ヘルニアなどが問題になります。創部関連合併症は、腹腔鏡手術では開腹手術に比べて、かなり頻度が少なくなっています。

Q2 術式ごとの合併症発生率はどうなっていますか。

現在世界で広く行われている腹腔鏡下減量手術で標準的な術式であるAGB（調節性胃バンディング術）、SG（スリーブ状胃切除術）、RYGB（ルーワイ胃バイパス術）、BPD/DS（胆膵路変更・十二指腸バイパス術）に共通する合併症の種類は前述の通りですが、さまざまな要素が絡むため、その頻度に関しては一概にはいえないようです。それぞれの術式に特徴的な合併症の種類と頻度は下記のようになります。

AGB（調節性胃バンディング術、71頁 図13-①）

唯一、消化管の縫合や吻合がないため、それらに起因する合併症はありませんが、減量手術の中で唯一"バンドシステム"という異物を体内に留置する手術のため、それに起因する合併症が問題となります。バンドの位置の"ずれ"である"Slippage"は2～4％の頻度で起こり、胃の通過障害、血流障害をきたします。また、胃に巻き付けたバンドが胃壁を侵蝕して胃内へ迷入してしまう"Band Erosion"もよく知られた合併症で、その頻度は1～2％と報告されています。

加えて、バンドの締め具合を調節するために、皮下ポートに定期的に穿刺をすることから、感染が起こる場合があります。異物であるポートの感染では、一般に、外科的除去が必要になります。また、バンドで胃上部を締めつけることに起因する食道拡張も25％の確率で見られるとされています。

SG（スリーブ状胃切除術、71頁 図13-②）

胃の噴門切痕（His角）から胃底部、胃体部の大弯側を切除して小弯側に袖状の胃管（スリーブ）を作成する比較的シンプルな術式で、消化管吻合がありませんので、バイパス系の手術に比較して安全と考えられてきました。

しかし、症例の蓄積により、SGに特徴的なやっかいな合併症が報告されています。その中では「スリーブの狭窄」「難治性リーク」「逆流性食道炎」が問題となります。機械的狭窄の多くは胃角部で起こり、その頻度は0.9％と報告されています。スリーブ作成時に、この部分のステイプリングには十分に気をつける必要があります。

また、機械的狭窄はないものの、細く長い胃管（スリーブ）が捻れる（Twist）ことによって内容物が通らなくなる場合もあります。これらの狭窄に対しては、何らかの外科的処置が必要となります。

「難治性リーク」は他の消化器外科手術ではあまり認めない合併症で、SGに特徴的であると考えられます。通常の消化管手術では縫合不全発生のピークは術後7日目で、14日を過ぎるとほとんど起こりませんが、SGのリークは術後1月以上経ってから起こることも稀ではありません。しかも、いったん発症すると、難治性であることが特徴です。リークの好発部位はHis角（1.5％）と前庭部（0.5％）です。スリーブ内への出血の頻度も2％と報告されています。

逆流性食道炎（6.5％）もSGでは考慮しなければなりません。

術前より重度の胃食道逆流症やバレット食道のある症例では、SGが禁忌とされています。

RYGB（ルーワイ胃バイパス術、71頁 図13-③）

胃バイパス術を腹腔鏡下に行ったRYGBは、AGBやSGのように胃容積を小さくするだけでなく、胃空腸吻合、つまりバイパスをつくる操作が加わるため、吻合に起因した特徴的な合併症があります。術後早期のものとしては、ステイプルライン、または吻合部からの出血があります（3.2％）。また、RYGBの特徴として吻合部潰瘍により中長期的にも消化管出血をきたす場合があります。「縫合不全」はRYGBで最もやっかいな合併症の一つで、その頻度は0～5.2％と報告されています。縫合不全に関連した手術死亡は6～17％と比較的高率です。縫合不全の部位は胃・空腸吻合、空腸・空腸吻合、胃

第3章　肥満症治療の実際

のステイプルラインがあります。そのうち最も重篤になりやすいのが空腸・空腸吻合で、死亡率は40%に上るとされています。

「胃・空腸吻合部狭窄」は術後1～2ヵ月で3.1～15.7%の頻度で起こり内視鏡下バルーンでの拡張が有効とされています。

「吻合部潰瘍」もRYGBに特徴的な合併症で2.0～20.0%の頻度で起こると報告されています。潰瘍は消化管出血や穿孔といったさらに重大な合併症につながる可能性があり、早期の診断治療が重要です。

「腸閉塞」は1.5～5.2%の頻度で起こります。腸閉塞は腸管壊死などをきたし、重篤な状態になる可能性があるため、注意しなければなりません。癒着に起因するものや腸管の屈曲によるものもありますが、腹腔鏡下手術の時代に入り術後の癒着の頻度が少なくなったかわりに、"内ヘルニア"による腸閉塞の頻度が増加しています。RYGBでは、内ヘルニアの可能性のある部位を、術中に確実に縫合閉鎖する必要があります。急性胃拡張はRYGBに特徴的な合併症で、空の胃が拡張するものです。頻度は0.6%で、空腸・空腸吻合部の通過障害に起因するといわれています。

BPD/DS（胆膵路変更・十二指腸バイパス術、71頁　図13-④）

胃縮小術に小腸のバイパス術を付加します。そのためRYGBと同じバイパス・吻合に起因した合併症が起こりえます。すなわち、出血、縫合不全、腸閉塞、吻合部狭窄などです。しかし、胃空腸吻合と違って、十二指腸空腸吻合の狭窄や潰瘍は稀だといわれています。BPD/DSはより高度の肥満や、他の術式からのrevisionとして行われることもあり、術後合併症の頻度は他の術式に比較して高いといわれています。

RYGB、BPD/DSなどのバイパス系の手術は、減量効果は高いものの栄養吸収障害を伴う手術であるため、長期的な栄養管理が必須です。

Q3　最も重篤な術後合併症は何ですか。

術後死亡の原因としてもっとも頻度が高いのは「肺梗塞」であり、その次に「縫合不全」、そして「心筋梗塞」だといわれています。術中・術後早期の出血も重大な合併症です。

肺梗塞に対しては、適切な間欠的下肢圧迫、抗凝固療法が、出血を防ぐには腹腔鏡下手術手技の向上だけでなく、内科的治療による術前の十分な減量が必要です。縫合不全に対しては、早期の場合は再手術による修復術を、晩期の場合は経口的内視鏡治療やステント療法を考慮します。

心筋梗塞に対しては、高度肥満症患者は糖尿病、高血圧、脂質異常を伴うことが多く、心筋虚血をきたしやすい環境にあるため、十分注意が必要です。

Q4　最も多い合併症は何ですか。

減量手術における合併症の頻度や種類は術式によってかなり異なるため、一概にいえませんが、主なものでは、腸閉塞（1～5%）、縫合不全（0～5%）、肺梗塞（0.5～4%）、吻合部潰瘍（2～4%）、後出血（3.2%）、Band slippage（2～4%）、びらん（1～2%）、開腹手術後の腹壁瘢痕ヘルニア（15～20%）、症候性胆石（～10%）等が挙げられます。

Q5　手術死亡率はどのくらいですか。

海外の成績から、肥満外科手術死亡率は腹腔鏡下調節性胃バンディング術（AGB）0.1%、腹腔鏡下スリーブ状胃切除術（SG）0.2%、腹腔鏡下ルーワイ胃バイパス術（RYGB）0.3%、腹腔鏡下胆膵路変更・十二指腸バイパス術（BPD/DS）1%と報告されています。これらの手術関連死亡率は適切なトレーニングを積んだ減量外科医が行った場合の成績です。一般的な腹部外科手術の手術死亡率に比較して、高い数字ではありません。

本邦では高度肥満に対する外科治療の経験が乏しく、まだ明確な数値はありませんが、腹腔鏡下スリーブ状胃切除術（SG）で0.5%前後とされています。経験豊富な外科医のサポートのもとに始めるのが安全と思われます。なお、高度肥満の5年間の非治療死亡率は6.17%であるのに比し、外科手術を受けた人では0.68%という報告もあります。

まとめ

- 手術合併症には、①高度肥満という患者の身体的状態に関連した合併症、②消化管合併症、③腹部手術に起因する合併症の3つがある。
- ①に関しては、「肺梗塞」「呼吸不全」「心筋梗塞」が、②に関連するものでは「消化管出血」「縫合不全」「狭窄」「腸閉塞」が、③では腹壁やその他の部位からの「後出血」「創感染」「腹壁ヘルニア」などが挙げられる。
- 合併症は術式ごとに若干異なるが、報告では、腸閉塞（1〜5％）、縫合不全（0〜5％）、肺梗塞（0.5〜4％）、吻合部潰瘍（2〜4％）、後出血（3.2％）、Band slippage（2〜4％）、びらん（1〜2％）、開腹手術後の腹壁瘢痕ヘルニア（15〜20％）、症候性胆石（〜10％）等が挙げられる。
- 早期縫合不全では再手術による修復術、晩期縫合不全では経口的内視鏡治療やステント療法を考慮する。
- 手術死亡率はAGB 0.1％、SG 0.2％、RYGB 0.3％、BPD/DS 1％だと報告されている。わが国では、まだ十分な数の集計はない。
- 減量手術は比較的安全とされるが、「手術に安全手術なし」という認識は、肥満外科治療に関わるスタッフは、常に念頭におく必要がある。

■文献

1. Gagner M, Dixon JB, et al: Deitel M. Complications of gastric bypass: Handbook of Obesity Surgery. Tront, FD-Communications,2010,86-122.
2. Nguyen NT: Complications. , DeMaria EJ: The SAGES Manual A Practical Guide to Bariatric Surgery. New York, Springer, 2008,193-238.
3. Tessier DJ, Eagon JC: Complications of bariatric procedures. Curr Probl Surg 2008, 45:102-121.
4. Jones KB, Higa KD Pareja JC. Post operative management. Pitombo CP. OBESITY SURGERY Principles and Practice. China, McGraw Hill Medical, 2008, 295-364.
5. Deitel M, Gagner M, Erickson AL et al.: Third International Summit: Current status of sleeve gastrectomy. SOARD2011,7:749-759.
6. Buchwald H, Avidor Y, Braunwald E,et al. : Bariatric Surgery A Systemic Review and Meta-analysis. 2004,292: 1724-1737.
7. Inabnet WB, DeMaria EJ, Ikuramuddin S: Complications. Cowan GSM et al : Laparoscopic Bariatric Surgery. Philadelphia, Lippincott Williams & Wilkins, 2005, 197-282

第3章 肥満症治療の実際

5) 術後管理

疑問点

- 肥満外科手術後、起こりうる合併症にどのようなものがあるか。
- 合併症防止には、どのようなことに留意すべきか。
- 食事摂取は、どのように進めるとよいか。
- 離床はどのように進めるべきか。
- 術後、どのようにフォローを行うか。

概略

高度肥満症患者では、心機能、呼吸機能、また糖尿病合併などのために身体的予備能が低く、周術期管理に注意が必要です。減量手術の対象者である高度肥満者は、術後の静脈血栓塞栓症の頻度が高いとされ、下肢自動運動の敢行、弾性ストッキングの着用、間欠的下肢圧迫法と抗凝固薬の投与を行います。抗凝固薬投与に伴い、術後出血には細心の注意が必要です。

また、手術直後の管理では、無気肺の予防が必要です。術後の疼痛管理により呼吸やバイタルサインを安定化させることが重要であり、特に痛みに弱い若年男性では配慮したいところです。対策としては、術前終夜睡眠ポリグラフにより睡眠時無呼吸症候群の程度を把握し、術後呼吸管理の指標とし、個々の患者に応じた呼吸管理を行い、早期離床・体動を促します。

日本では、胃容量の縮小により食事の摂取に量的制限を加えるスリーブ状胃切除術、調節性胃バンディングと、これに消化液と食事の接触時間に制限を加えて消化吸収を抑制するルーワイ胃バイパス術、スリーブバイパス術が主に腹腔鏡下に行われています。

術後1日に必要に応じて上部消化管造影を行い、縫合不全の有無と通過状態を確認した後、経口摂取を開始します。術後は脱水に注意し、1日の水分摂取量は1,500～2,000mLを目標とします。

一般的な食事は、術後1、2日～2週は流動食、術後3週～1ヵ月は半固形食、術後1ヵ月以降は普通食とし、段階的に進めます。術後は、食事内容の偏りや食事摂取量が低下することから、貧血、脱毛、筋肉量減少などの栄養不良障害を予防するためにフォーミュラ食などを1日1～3袋用い、蛋白質およびビタミン、ミネラルを十分に補充します。

ダンピング症候群を認める場合は、よく噛んで時間をかけて食べること、砂糖、果糖など急激にインスリン分泌を促進する食物を控えることなどの指導が必要です。

体重の目標値達成には、術後の長期的観察およびフォローアップが重要で、外科医に加え、内科医、心療内科医、精神科医、看護師、管理栄養士、理学療法士、ソーシャルワーカーなどの多職種によるチーム医療体制が不可欠です。定期受診は、術後2週、1、3、6、9、12ヵ月目とし、術後1年以降は、減量成績に応じて6～12ヵ月ごとに、永続的に行うことが望ましいといえます。

Q1 術後、どのような食事をどのように始めますか。

術後1、2日～2週は流動食（400～600kcal/日、術後3週～1ヵ月は半固形食（800～1,000kcal/日）、術後1ヵ月以降は普通食（1,000～1,500kcal/日）と、段階的に進めます。

長期的には、総エネルギーを1,200～1,600kcalとし、高蛋白（1.0～1.2g/kg×標準体重）、低糖質（総エネルギーの45～50％）が減量維持に勧められます。蛋白や微量成分が欠乏になりがちなため、フォーミュラ食を1日1～2回を使用・継続すると、それを防ぐことが可能で、栄養面での安全確保になります。

患者さんへの説明は、術前にあらかじめしておくことが大切です。

Q2 術後の運動は、いつから始められますか。

腹腔鏡下手術では、術後翌日から歩行は可能です。開

腹手術でも術後3日目には離床するようにします。運動療法は、術後7日目から1日5,000から10,000歩へと徐々に増やします。退院後も、少なくても1日30分以上の歩行（散歩）が必要です。ジムなどでの激しい運動は、術後1ヵ月から可能です。

Q3　看護では、どのようなサポートが必要ですか。

手術直後の看護管理では、特に術後出血の早期診断のための腹腔ドレーン管理、褥瘡予防のための体位変換、肺合併症予防のためのベットアップでの呼吸管理などが病棟で必要です。また、早期離床・体動を促すことも重要です。精神面の不安定さにも注意を払う必要があります。

術後長期的なフォローアップにも、看護師の介入は重要です。身体症状のみならず、精神面のケアが欠かせません。医療チームと患者さんとの間をつなぐことも重要な役割です

Q4　術後のフォローアップ間隔はどれくらいが適切ですか。

術後のフォローアップは、術後2週、1、3、6、9、12ヵ月目とし、減量不良例は1ヵ月間隔で指導を行います。長期的によい減量手術効果を得るためには、手術後1年を過ぎてからも年に1回のフォローアップが必要です。患者さんは消化管に変形を加えられたまま生きてゆくことになるため、10年あるいは30年後といった後年になってから何らかの症状が出てくる可能性もあり、永続的にみていく体制を整えておくことが大切です。

まとめ
- 高度肥満症患者では、身体的予備能が低いため周術期管理には特に注意が必要である。
- 減量手術後の合併症と対処法を十分理解し、早期診断と治療に努めることが大切である。
- 術後フォローアップは、多職種によるチーム医療体制で、永続的に行う必要がある。

6）外科手術後の維持期（長期）にみられる合併症

疑問点
- 肥満外科手術後、摂取エネルギー量の減少と吸収能の低下により体重減少が得られたとしても、長期的にみると、問題はないか。
- あるとしたら、どのような合併症がみられるか。
- それらには、どのように対処したらよいか。

Q1　外科手術後、維持期に入ったとき、新たな問題はみられませんか。

肥満外科手術を受け、順調に減量がはかられると、第1章で述べたような肥満に関連する多くの合併症が軽減、あるいは消失することが報告されています。生命予後の改善も確認されています。しかし、個々でみると、長期経過の中で手術の影響による新たな合併症がみられる事例の報告があります[1]。

アメリカの肥満外科に関するまとめをみると、大きく

第3章　肥満症治療の実際

栄養障害、消化器症状、その他に分けられ、頻度にかかわらず、肥満治療にかかわる医療者は、これらをあらかじめ知っておく必要があり、対処法も用意しておく必要があります。

Q2　栄養障害については、どのような合併症がありますか。

食べられる量が減り、吸収能も落ちることから、栄養障害が起こる可能性は十分あります。また、食べやすい糖質の摂取が多くなり、一方で、蛋白質の摂取が減る傾向にあります。吐き気、嘔吐が継続する場合もあり、それらの結果、**表11**に示す合併症が報告されています。主なものに、蛋白摂取不足、カルシウム欠乏、脂溶性ビタミン欠乏、水溶性ビタミン欠乏があり、クワシオルコル型栄養失調、脚気、コルサコフ症候群、スプルー、鉄欠乏貧血などがみられることもあります。下痢、嘔吐が続く場合には、これらが生じている可能性を考え、検査し、対処していく必要があります。

Q3　消化器系には、どのような疾患あるいは合併症が出てきますか。

消化器系でもっとも頻度の高い合併症にダンピング症候群があり、特に糖濃度の高い液体を摂取したときに起こりやすいといわれています。数ヵ月で治まる場合と、持続する場合があります。対処法は、食事の少量頻回摂取、食後1時間目にジュースを飲むなどです。

このほか、慢性嘔吐が生じることがあり、器質的に縫合部に狭窄が生じている場合と、食べすぎたときに吐く場合があります。また、胃病変が実際にある場合もあります。慢性下痢もあるされており、乳糖不耐症、あるいはスプルー、腸内細菌の変化で下痢が続く場合もあります。いずれも、それぞれ、食事療法を見直す必要があります。また、胃閉塞や腸閉塞も報告されており、組織壊死を起こして腹膜炎にならないよう、緊急手術を必要とする場合があります。

減量時には胆石症がみられることが知られており、頻度は30%との報告もあります。ただし、外科手術時に胆嚢をとってしまったほうがよいかについては、議論のあるところです。

Q4　その他、身体的に問題となる報告はありますか。

術後、減量で、皮膚がたわみ、袖状となってしまうことがあります。それには、形成外科で短縮術を受ける必要があります。

妊娠は、減量中は原則、しないように指導します。体重減少が落ち着き、安定期に入れば妊娠可能ですが、胎児への影響として、ビタミンB_{12}、葉酸の欠乏に脊髄分離症が報告されており、これらについては、しっかり補充療法を行う必要があります。

Q5　高度肥満者には精神的な問題を抱えている例が多いとのことですが、術直後のフォローがうまくいったとしても、長期的にはどうでしょうか。

手術前また直後の精神的サポートをしっかりすると、精神的には問題が少なく、むしろ安定し、QOLが向上してくることが多いと報告されています。しかし、なかには2～3年後、うつ病の再発や自殺者がでたとの報告があります。

精神面の問題はもっとも重要な問題の一つで、外科手術で減量できたからといって解決されることではありません。精神的サポートは永続的に行っていく必要があり、早期に精神科医、臨床心理士に相談する必要があります。また、それができる体制を日ごろから作っておくことが大切です。

肥満症の総合的治療ガイド

表11 肥満外科手術の維持期(長期)にみられる合併症

	合併症	症状、検査異常	対策
栄養障害	蛋白欠乏	術後のタンパク質回避 アルブミン低下がない場合あり	60g/日以上摂取 蛋白質サプリ摂取
	ミネラル　カルシウム欠乏* 　　　　（ビタミンD欠乏と合併しやすい） 　　　　高カルシウム尿 　　　　マグネシウム欠乏 　　　　蓚酸吸収の亢進 　　　　低リン血症	骨減少症、骨粗鬆症 　高PTH Caと結合腎結石 横紋筋融解、神経障害 呼吸不全、近位ミオパチー	ビタミンD補充 炭酸カルシウム補充 女>300mg、男>400mg 低蓚酸食 蛋白、乳製品摂取
	脂溶性ビタミン欠乏　A* 　　　　　　　　　　D* 　　　　　　　　　　E* 　　　　　　　　　　K* 水溶性ビタミン欠乏　C、B₁ 　　　　　　　　　　葉酸* 　　　　　　　　　　B₁₂* 　　　　　　　　　　B₁*	複数栄養成分欠乏症 急性胃切除後神経障害 　嘔吐、虚弱、反射低下、痛み、しびれ、 　視力低下、聴力低下、下肢対称性筋力 　低下 脚気、コルサコフ症候群	 ビタミンB₁補充
	脂肪酸欠乏症	乾燥皮膚、脱毛、易感染性 貧血、不安	n-3、n-6系脂肪酸の摂取
	鉄欠乏性貧血* 亜鉛欠乏	小球性貧血 　脱毛、皮疹	鉄剤補充
消化器系	消化管疾患 　ダンピング症候群 　慢性嘔吐：術後数ヵ月 　　　　　：術後6ヵ月以後 　下痢　　乳糖不耐症 　　　　　細菌増殖 　　　　　スプルー	食後血糖値低下 腹痛、痙攣、吐き気、下痢 軽い頭痛、フラッシュ、頻脈、失神 過剰摂取後の嘔吐 縫合部の狭窄による通過障害 　胃炎、胃びらん、胃潰瘍	糖質摂取を減らす 食後1時間目にジュース摂取 少量頻回摂取 　要精査 　要精査 グルテンフリー食
	吻合部狭窄、潰瘍	上腹部痛、下血、鉄欠乏	拡張術
	胃閉塞	睡眠障害、喘息、反復性気管支炎 反復性肺炎	緊急手術
	腸閉塞	腹部疝痛	緊急手術
	胆石症	体重減に伴い30％あり	胆石切除
体形	切開部ヘルニア 体形異常	腹腔鏡的手術にて減少 　皮膚のたわみ：乳房、下腹部、上腕	手術 形成術
周産期	妊娠時の合併症 栄養障害	ビタミンB₁₂、葉酸欠乏は胎児に影響 授乳期にも継続	ビタミンの補充
精神面	精神疾患	一般に精神的には安定。 　なかに、精神症状悪化例あり（2～3年後） 　自殺、嘔気、嘔吐、ダンピング症候群	精神的サポートの継続

*：いずれも、慢性の下痢、嘔吐の持続1～3か月で、発現する。　　　　　　　　（AACE/TOS/ASMBSガイドライン（2008）から改編）

■文献

1. Mechanick JI, Kusher RF, et.al, American Association of Clinical Endoclinologists, the Obesity Society and American society for metabolic and bariatric surgery medical guidelines for clinical practice for perioperative nutritional, metabolic and nonsurgical support of the bariatric surgery patient, Surgery for obesity and related diseases 4(2008)s-109-184.

第3章 肥満症治療の実際

7）外科手術に対する内科医の関与の仕方

疑問点

- 肥満外科手術には確実な効果があるといわれているが、内科的治療にはどのような意味があるのか。
- 術前に内科医は、どのように関与するべきか。
- 手術適応の判断に際して、内科医はどのようにアドバイスすればよいか。
- 術後、内科医は具体的にどのように関与すればよいか。

概略

高度肥満症では、内科的治療で減量できても、多くはBMIで−5kg/m²程度にとどまり、リバウンドする例も多くみられ、長期的にBMI25前後に確実に減量できたとの報告は、ほとんど見当たりません。一方、外科治療については、Sjöströmらが、4,047例、15年の予後調査を行い、減量効果や代謝改善効果、さらに長期予後のよいことを報告[1]し、National Institutes of Health(NIH)でも「長期に減量効果が期待できる唯一の治療法」と認めています[2]。しかし、高度肥満症患者はすでに多くの全身臓器合併症、また代謝異常を有していることが多く、外科治療を行う際には、代謝内分泌科、循環器科、呼吸器科、整形外科、麻酔科、形成外科、婦人科など、また栄養士、理学療法士、さらにソーシャルワーカーなどの協力が不可欠です。

さらに、高度肥満症患者は、精神的問題を抱えていることが多く、それを無視して手術することは得策とはいえません。確かに肥満外科治療には顕著な減量効果があり、患者さんの満足は得られますが、一方、好きな、あるいは心を安定化させていた「食べる」ことが制限されるため、精神面の不安定さが残る可能性があります（**図15**）。術後、身体、精神両面の予後をよくするためには、術前に、高度肥満に至った成育歴、生活歴、さらに必要に応じて精神科医の協力を得て、認知行動面の特徴を把握・評価し、あらかじめその対応法も考慮しておくことが重要です。それには、家族、伴侶、あるいは、職場や地域のキーパーソンも含めた支援体制をつくっておくことも一つの方法です。これには、看護師、臨床心理士による傾聴・共感的なサポートが役立ちます。内科医は、これら多職種によるチーム医療の中心であり、術前から術後のフォローアップまでを統括する役割を担います。

Q1 内科医は、術前、患者さんのどのような点に注意を払う必要がありますか。

内科医は、術前に、肥満に関連する全身検索を実施します。一般的な術前検査に加えて、血栓症のスクリーニングも行い、よくみられる合併症として糖尿病のある場合にはそのコントロール、睡眠時無呼吸がある場合にはCPAP治療、肝臓肥大が顕著な場合にはエネルギー制限食で肥大縮小を図ります。また、手術の支障となる疾患がある場合は、麻酔科と連携をとります。

さらに、術後の食事栄養管理法もあらかじめ患者さんに説明し、摂取エネルギーは制限するものの、蛋白質、ビタミン、ミネラルを十分とることを理解してもらいます。必要な栄養素を確保するためには、フォーミュラ

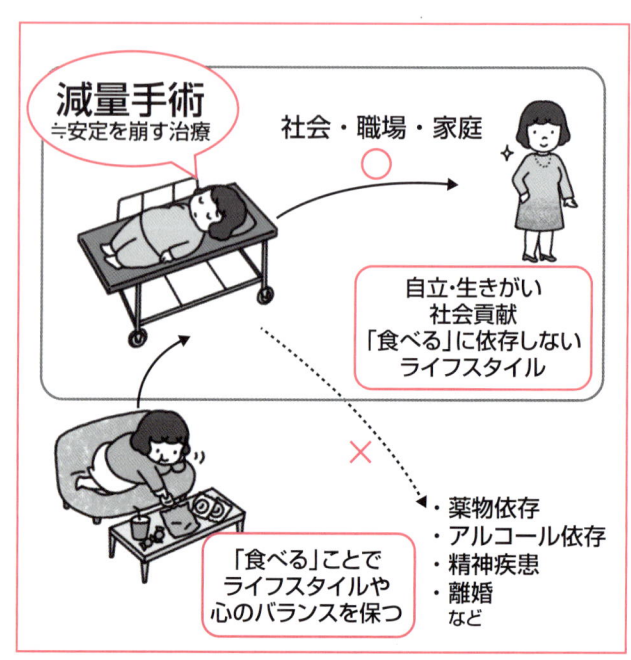

図15 減量手術がもたらす精神面等への影響

食の利用も一つの方法です。また、精神、心理面の把握も重要です。精神科医の協力を得て、看護師、臨床心理士と連携し、術前術後の継続的なサポートを行うことが重要です。

Q2 術前にフォーミュラ食を使用する意味は何ですか。

肥満外科治療の栄養管理は術前から始まっています。術後は、通常の食事では糖質類が増え、蛋白質や多くのビタミン・ミネラルの摂取量は不足しがちになります。3食のうち1～2食をフォーミュラ食に置き換えることで、栄養バランスを整えることができます（図16）。フォーミュラ食の活用は、術後長期にわたる低エネルギー食下での必要成分摂取の安全確保になることから、栄養指導の一環として術前から経験してもらうことは有益です。

また、フォーミュラ食を用いた低エネルギー食は、糖代謝改善、内臓脂肪減少、肝縮小効果を有しています。肝臓の肥大は手術の妨げになりますが、フォーミュラ食を2～4週間用いると、肝臓のサイズが5～15％減少し、手術の安全性が高まるとの報告もあります[3]。

Q3 手術への過剰な期待には、どう対処しますか。

高度肥満の患者さんのなかには、手術によって問題がすべて解決し、夢がかなうという思いで手術を希望される方がいます。確かに外科治療は減量・代謝改善効果が高い治療法であり、それに伴い、精神的にも元気になられる方がいます。しかし、手術はあくまで減量の「きっかけ」であり、将来の体重や夢の実現は保証されません。このような方は、言わば、他人まかせで、サポートがないと自分一人では実行できず、また、結論を極端に早く求めようとする特性が隠れている場合があります。さらに、他人依存性や知的発達に問題を有する例もあります。これらは手術適応外とする理由にはなりませんが、術前には、家族を含めて丁寧に説明し、外科治療の限界や合併症のリスクについて理解を得るように努め、術後も患者さんと適切な距離をとりつつ、粘り強くサポートすることが必要です。

Q4 術後に患者さんが訴えるクレームで最も多いものは何ですか。

手術により、胃の容積が30～100mLに減少するため、手術して間もなくは、不適切な食事摂取による嘔気や嘔吐、詰まった感じを多くの患者さんが訴えます。スリーブ手術では、加えて胸焼けの症状をしばしば訴えます。また術後早期は、「目で見て食べられそうなのに食べられない」というジレンマを感じやすい時期です。術後半年から1年以上経過すると、（症例によってばらつきは大きいですが）体重が減らない、おなかがすく、いくらでも食べられてしまう、などの訴えをする患者さんもでてきます。一方で、客観的には減量できているにも関わらず、より体重を減らそうと苦しむ患者さんもいます。腹部や上腕などの皮膚のたるみで悩む例もあります。術後の適切なサポートがなければ、それらに対する不満が高まります。

Q5 そうしたクレームにはどのように対処しますか。

術後早期の腹部症状は原則的に一過性のものなので、管理栄養士が食べ方の指導を行いつつ、患者さんの試行錯誤を見守ることになります。術後の経過とともに食事摂取量や空腹感が増加し、平均1年後くらいから

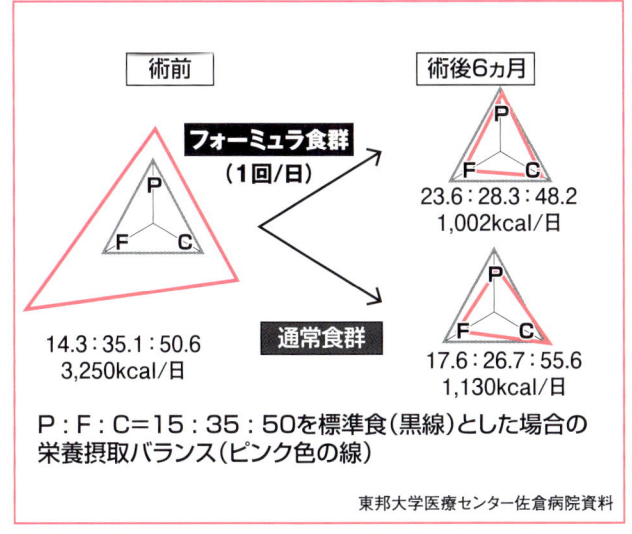

図16 フォーミュラ食1パック置き換えによる減量手術後のフォローアップ～術後6ヵ月間の3大栄養素摂取量～

術前：14.3：35.1：50.6　3,250kcal/日
フォーミュラ食群（1回/日）術後6ヵ月：23.6：28.3：48.2　1,002kcal/日
通常食群　術後6ヵ月：17.6：26.7：55.6　1,130kcal/日

P：F：C＝15：35：50を標準食（黒線）とした場合の栄養摂取バランス（ピンク色の線）

東邦大学医療センター佐倉病院資料

第3章　肥満症治療の実際

ややリバウンド傾向がみられることは、家族を含めて事前に説明しておきます。外科治療が完璧なものでないことは内科医も理解する必要があり、粘り強いフォローアップが必要となります。体重の再増加や代謝異常の悪化がコントロールできない症例では、手術の追加が検討されることもあります。余剰な皮膚は切除術の適応になることがあるので、手術2年以降を目途に形成外科的な手術を行うかを検討します。減量に対する強い焦燥感を持つ患者さんは、自己肯定感の低さが問題となっているため、精神科と連携し、認知行動療法の併用を検討します。

Q6 家庭、職場でのトラブルが増すことはありませんか。

肥満症患者さんは「食べる」ことでライフスタイルや精神のバランスを保っています。肥満外科治療はこの安定を崩す治療でもあり、身体の劇的な変化は心だけでなく、周囲の人間関係まで変化させる可能性があります。減量することで心の健康度を取り戻し、それに伴い心理社会的に前向きな変化が得られることがほとんどですが、一部では離婚が増加したとの報告もあります。職場トラブルに関する報告はありませんが、うつの悪化などにより職場で不適応を起こす可能性は十分あります。術前に成育歴や家族、社会的な背景を把握し、さらに精神科医や臨床心理士の介入で認知や行動の特徴をつかみ、これらを医療チームが理解したうえで外科治療の適応を決定すべきでしょう。

Q7 代謝改善（糖代謝、血圧、脂質異常）は、術後どのくらいから、どの程度みられますか。

肥満症治療の基本は減量であり、肥満外科治療がもたらす減量によって、糖尿病、高血圧、脂質異常は軽快改善傾向となります。糖尿病や脂質異常の寛解（remission）率は80％以上といわれています[4]。特に糖尿病の改善効果は肥満外科治療で顕著であり、術後数日から数週間で糖尿病の治療薬が不要になるケースがほとんどです。これは体重減少効果のみでは説明できず、現在さまざまな研究や議論が行われています。もっとも有力なのは、肥満外科治療によるインクレチンGLP-1の分泌亢進がインスリン分泌を改善させる、という仮説です。一方、高血圧の寛解率は60％程度といわれており[5]、糖尿病や脂質異常に比べるとやや改善度が低いうえ、改善の速度も減量効果に依存する傾向があります。

まとめ
- 肥満外科治療の効果を最大限発揮させるには、内科医のバックアップが不可欠で、術前から関与し、術後は無期限にフォローアップ治療を行う必要がある。
- 合併症については、全身をあまねく診る必要があり、術後も、それらの変化、また新たな病変の発生も注意深くみる必要がある。
- 内科医は、患者さんにより深く関与し、精神面も含めて総合的に関わる必要がある。

■文献
1. Sjöström L, Narbro K, Sjöström CD, Karason K, Larsson B, Wedel H, Lystig T, Sullivan M, Bouchard C, Carlsson B, Bengtsson C, Dahlgren S, Gummesson A, Jacobson P, Karlsson J, Lindroos AK, Lönroth H, Näslund I, Olbers T, Stenlöf K, Torgerson J, Agren G, Carlsson LM; Swedish Obese Subjects Study. Effects of bariatric surgery on mortality in Swedish obese subjects., N Engl J Med 2007;357:741-752.
2. Jeffrey I. Mechanick, Robert F. Kushner, Harvey J. Sugerman, J. Michael Gonzalez-Campoy, et al. American Associa-

tion of Clinical Endocrinologists, The Obesity Society, and American Society for Metabolic & Bariatric Surgery Medical Guidelines for Clinical Practice for the Perioperative Nutritional, Metabolic, and Nonsurgical Support of the Bariatric Surgery Patient. Surgery for Obesity and Related Diseases Vol. 4, (2008)109-184.
3. Carbajo MA, Castro MJ, Kleinfinger S, Gómez-Arenas S, Ortiz-Solórzano J, Wellman R, García-Ianza C, Luque E. Effects of a balanced energy and high protein formula diet (Vegestart complet®) vs. low-calorie regular diet in morbid obese patients prior to bariatric surgery (laparoscopic single anastomosis gastric bypass): a prospective, double-blind randomized study. Nutr Hosp. 2010 Nov-Dec;25(6):939-948.
4. Halperin F, Goldfine AB. Metabolic surgery for type 2 diabetes: efficacy and risks. Curr Opin Endocrinol Diabetes Obes. 2013 Apr;20(2):98-105.
5. Noria SF, Grantcharov T. Biological effects of bariatric surgery on obesity-related comorbidities. Can J Surg. 2013 Feb; 56(1): 47-57.

第4章 治療効果を更に向上させるために

項目1 肥満症患者の性格特性把握と対処法（メンタルケア）

問題点
- 指導手順書通り指導しても十分効果を上げられないのは、なぜか。
- 具体的食事メニューを提示すると、患者さんは抵抗姿勢を示し、治療を困難と感じることがある。どうすればよいのか。

肥満症は、遺伝的素因に加え、飽食の時代と文明化した社会を迎えて変化してきた食環境、生活環境の影響を大きく受ける現代病です。治療（体重の是正）に関しては、摂取エネルギー量を消費エネルギー量以下にすればよく、原理的にはさほど難しくはありません。つまり、患者さん一人ひとりがこれまでの生活習慣に問題意識を持ち、その改善を図ることでコントロールできる病といえます。

しかし、臨床現場で直面する多くは、治療難渋症例です。**肥満症治療を困難にさせている一因に、一見、のんき、無頓着に見える患者さんが、実は精神心理、社会的問題を抱えている点**が挙げられます。むしろ、**医療者側は、精神心理、社会面の問題の存在を念頭に入れて治療に臨むことが大切**です。

具体的には、まず、潜在する精神疾患を疑ってみる必要があります。食行動コントロールが不全状態となり、無茶食いやだらだら食いを繰り返す患者さんには、**うつ病や不安障害等が潜在している場合が多い**といえます。また、知的障害や発達障害がある場合は、自己コントロール力そのものが低いため、高度肥満となる傾向があります。こうした症例には傾聴的態度で接し、**必要に応じて、精神科医や臨床心理士と連携を図りながら治療を進める必要があります**。

次に、患者さんの置かれている環境も理解する必要があります。食行動が乱れがちな生活パターンを強いられる職業に就いていたり、家庭内にトラブルを抱えている場合、あるいは経済的に困窮している場合などは、高価なものは手に入りにくいものの、せめて食事だけはと手近で安価な食べ物に救いを求める傾向が少なくありません。また、時間に追われていたり、疲れていたりして、食行動のコントロールができなくなっている場合もあります。こうした状況にある患者さんの治療は、通常の**減量指導は当然ですが、同時に食行動に異常をもたらしている環境要因の解決も図る必要があります**。

さらに、患者さん本人の性格特性の理解も必要となります。上記状況が引き起こされる根底に、**固有の性格特性が作用し、ストレスを抱え込み、その回避行動としての食行動異常があることも多い**からです。これまで高度肥満症患者の性格特性について心理テストやアンケートなどの報告はありますが、まだ一定の見解はなく、個々の症例ごとに、さまざまな観点から治療方針を決めていく必要があります。一方で、これらの報告をみると、表現は違うものの一定の方向性があり、いくつかの肥満症患者の性格特性についてサブグループを想定して考えるとよいとの報告もあります。

今後、性格特性から有効な治療方法を探るアプローチが期待されます。

Q1 肥満症患者の性格特性を把握するためには、どのような性格診断（心理テスト）を行うのがよいでしょうか。

心理テストを行う前に、まず、詳細な生育歴と体重の変遷を聴取することから始めるとよいでしょう。つまり、患者さんがいつ頃から太り始め、いつダイエットし、リバウンドをしたか、体重は不安定に波を打っているのか、直線的に増加しているのか、経時的変化がひと目でわかるようにグラフ化します。このとき、体重変化が生じた時期にどのようなライフイベントが起きていたかも併記します。そうすれば、過食行動に走らせたストレス要因と体重増加の相関関係を把握でき、患者さん自身の「気づき」の有無、生活の変遷やその際の患者さんの行動パターンなどから、おおよその性格を把握することができます。そのうえで、より詳細な性格傾向を把握する方法には、TEG、P-Fstudyなどのアンケート様式の調査と、比較的客観的なロールシャッハ・テストがあり、能力テストとしては田中ビネー知能検査、WAIS等があり、これらを施行すると、より具体的かつ効果的な治療計画を立てることができます。

Q2 肥満症患者には、どのような性格特性がありますか。

肥満症患者の性格特性をまとめたものに、Elfhag[1]らのロールシャッハ・テストから分析したものがあり、「高度肥満患者における性格特性で共通して言えることは、感情面の困難さと情動コントロールやストレス解消法の困難さの二つの問題に収束する」と報告されています。

現在、本学会でも過去の高度肥満症例を分析した結果から性格特性をパターン化する試みを始めています。

わが国の報告では「ハイラムダスタイル」があります[2]。それは刺激を単純化して防衛する指標が高く、心理的葛藤があると、その葛藤を単純化することで現実問題から逃避する傾向があるといわれており、特に男性肥満の方に認めました。

Q3 肥満症治療では、患者さんの性格特性の把握が重要と聞きますが、なぜでしょうか。

肥満症の治療は、その病態の特性上、治療期間が長期にわたってしまいます。患者さんがモチベーションを保ちながら定期的に通院し、粘り強く治療を継続するためには、まず、良好な医療者-患者関係を築くことが求められます。性格特性を把握しておいたほうが治療者が対処するうえで有用で、治療の自己中断を防ぐことができると考えられるからです。

Q4 肥満症患者特有の性格特性を踏まえた治療への臨み方を教えてください。

まだ確立されていませんが、臨床上、肥満症患者さんの性格特性には数種のサブタイプの存在が考えられています。その中で最も多いと思われるのは、現実を単純化し、問題から逃避したり、否認する傾向がある方たちです。一見、精神的には安定しているように見えますが、実際は強い不安を抱え、そこから逃げようとして過食行動に走っていると想定されます。これには、治療を焦らず、不安要因を取り除く工夫をしつつ、本人が肥満に対して正面から問題意識をもてるようにサポートします。そのうえで専門的立場からの減量へのアドバイスを行い、支援をし続けるという方策が有効です。

■文献

1. Elfhag K, Rössner S, Carlsson AM. Degree of body weight in obesity and Rorschach personality aspects of mental distress. Eat Weight Disord. 2004 Mar;9(1):35-43.
2. 小山朝一, 宮下 洋, 山村重雄, 小出信澄, 遠藤 渓, 齋木厚人, 大平征宏, 永山大二, 川名秀俊, 番 典子, 山口 崇, 大田亜紀, 浅海敬子, 端こず恵, 黒田順子, 村山直美, 黒木宣夫, 白井厚治: ロールシャッハ・テストを用いた肥満症患者の性格特性分析.. 肥満研究 15（1）: 39-44, 2009.

第4章 治療効果を更に向上させるために

項目2 生活習慣修正への導きと見守り方

―― 概要 ――

　生活習慣を修正する際、生活上の問題点を探し、その改善を求めることに意識が向きますが、まず必要なことは、患者さんとの間に一緒に治療に取り組む同志という視点のパートナーシップを築くことです。パートナーシップは、相手の人格を尊重しながら向き合い、その個人をよく理解し、支援しようとするところから始まります。そして、信頼関係を形成しながら専門家としての支援を実施します。

　対象の理解では、患者さんの過去の肥満歴、生活習慣、治療体験等を聴きながら、同時に身体・心理・社会的側面を理解します。そのうえで、患者さんとともに減量の目標設定を行い、共有します。目標体重はもちろん、日常生活上の支障など普段困っていること、すなわち過食行動に走らせている原因を解決するなどの目標も併せてもつようにします。目標に向けた支援では、具体的な助言をしながら、実施可能な方法を患者さんとともに検討します。無理のない行動目標を設定し、ステップ・バイ・ステップで進めるとよいでしょう。成功体験を積み重ねることで自信がもて、自己効力感が上がるように支援する必要があります。その際、空腹感と満腹感、ストレスと気晴らし食い、間食や夜食の有無、朝食の欠食、摂食時の行動様式を把握し、効果的に行動変容を支援します。

　患者さんには、行動変容を継続実施できるよう、減量目標および達成状況をグラフに記録してもらい、視覚的に把握できるようにし、意欲を持ちつづけられるようにします。記録には実施したときの気分や体調なども記載し、実施できると気分がよいという体重以外のアウトカムも記載するとよいでしょう。

　継続して毎日の体重記録をつけることは重要であり、その人の関心に合わせた記録用紙や記録内容とします。なお、記録簿としてリスクや合併症をイラスト化し、体重増減と主な検査データの変動をグラフ化できる「健康管理ファイル」を作成し、医療者-患者間で情報を共有するツールとして活用することが望ましいといえます。

　患者さんの努力は積極的に評価し、結果がでたことに対しては、共に喜びます。実施困難と判断された目標は下方修正を行い、実施可能な目標を再設定し、継続実施に結びつくきっかけの検討や、自己効力感がもてる支援を展開します。

　医療者の態度では、「心配を示す」「患者を尊重する」「患者の力を信じる」「謙虚な態度である」「聴く姿勢を示す」「個人的な気持ちも話す」「ともに歩む姿勢を見せる」「熱意を示す」「時にはユーモアも交えながら話す」など、共に歩む専門家として、また、一人の人間として、信頼できる姿勢をみせる必要があります。

　患者さん一人での実施や継続に困難がある場合は、家族や周囲の支えを把握し、活用することも大切です。

Q1 肥満症患者さんと接する際に注意すべきことは何ですか。

　対人関係が苦手な人もいます。まずはリラックスした雰囲気づくりをし、話を傾聴するところから始めましょう。自己表現できるよう、医療者からはオープンクエスチョンで問いかけます。

　その人が減量をしたいと思って来ているのか、合併症など別の治療目的で来ており減量も必要といわれているのかでは、その人の治療に取り組む姿勢やモチベーションに大きな違いがあります。合併症の治療がメインで仕方なく受診しているのであれば、いかに前向きに取り組んでもらうかが大きな課題となります。「合併症の改善のために一緒に取り組んでいきましょう」と合併症発症の辛さに共感しながら支援的な姿勢で関わることが必要です。そのうえで、減量自体にも目標がもてるように段階的に進めるとよいでしょう。

Q2 入院中に患者さんの生活習慣をつかむコツはありますか。

　家での生活は、通常、患者さんを通してしか聞くことができません。入院中は普段とは違う特別な環境ですが、患者さんの行動の様子を直接観察できるチャンスでもあります。食行動、運動意欲、家族関係・家族との付き合い方、夜間の行動や睡眠パターンなどを観察しましょ

う。特に食事については、実際の場面を見てみると、食事スタイル（一口の量、噛む回数、食べる順番、かかる時間）、好き嫌いなどを把握できます。また、間食や夜食をせずに我慢ができるのか、それでストレスがたまるのか、イライラした様子があるかなども観察しましょう。

Q3　生活習慣の修正を働きかけるタイミングは、どのように考えればよいですか。

肥満（もしくは肥満症）を解決したいと思い受診したのであれば、すでにかなりの動機を有していると考えられます。そうでない場合は、自分自身が状況を変えたいという思いを強くもたなければ行動を変容していくことは困難です。肥満症治療には強い意志が必要です。

動機づけには外発的動機づけと内発的動機づけがあります。内発的動機づけでは自己実現したいという動機があるため、持続力がありますが、社会的承認や就職など外発的に動機づけられるほうが強いきっかけとなります。特に大学入学や就職など社会的変化や周囲の環境変化があるときは、一番のチャンスです。

そのタイミングを逃さずに、今回この方法ならできるかもしれないと自己効力感をもちながら挑戦できるようにサポートすることが効果的でしょう。

Q4　わがままな患者にはどのように接すればよいですか。

わがままというのは、行動が自分勝手であること、自分の思うままに行動をすること（気ままであること）が評価されたものといえます。また、言動でも自己主張や自己顕示欲が強いと、わがままととらえられます。外来では問題行動が目立たなくても、入院治療になると支障がでる場合があります。社会性の発達や知的発達などに問題がある場合、できることや理解できることを客観的に評価しながら関わることも必要です。いずれにしても医療チーム内で患者さんに対する行動や対応にルールを決め、一貫性をもった関わり方をするとよいでしょう。その人にあわせて、「家族がそばにいるときは自由な行動ができる時間である」「看護師がゆっくりと話を聴けるのは毎日16:00～17:00だけである」など、患者さんに必要な情報もきっちり示してあげましょう。また、自分なりの考え方から正しいと思っている行動もあることを理解し、その場合は患者さんの認識をよく聴くことも大切です。

医療者の意識として、肥満症だけで入院した場合、病気で倦怠感があったり動けなかったりする人と比較してわがままに見えやすいこともあります。医療者に偏見がないかどうかも検討しましょう。

Q5　関わりに対し反応の乏しい患者さんにどのように対応すればよいですか。また、患者さんの治療への意欲はどのようにして高めればよいですか？

Bob Anderson、Martha Funnellら[1]は、「糖尿病等の治療・教育は、これまでの医療者が一方的に知識を与え管理することから、患者を経験をもった成人学習者として中心に置く共同的なアプローチに変えることで、患者の自己コントロールする力を伸ばすことができる」と述べています。その概念は、『エンパワーメント：その人が設定した目標が達成できるように、その人の能力を育成、発展、強化するために、第三者が機会や資源を提供すること』です。その展開としてFreire.Pが提唱した傾聴―対話―行動の3段階があります。

1）傾聴：患者の理解―患者さんの思いを傾聴する

高度肥満の患者さんは治療意欲が乏しいと思われがちですが、その原因として多いのが、さまざまな不安・ストレス・家族・社会背景等が複雑に絡み、その問題の対処行動や支援体制が不十分なことです。まず、今、それに立ち向かおうとしている患者さん自身の存在を理解し、認めてあげることが相互の信頼となり、エンパワーメントの基盤になります。ときに不安等の感情の表出もありますが、患者さんの真の気持ちを理解することで、次の段階に進むことができます。こうした対応は医療者の精神的負担が大きいため、医療チーム全体で対応することが必要です。

2）対話：チームで患者さんとの対話、承認に取り組む

外来や病棟で患者さんが食事・運動等の生活習慣の改善に取り組むなかで、小さな成功体験を積み重ね、自

第4章　治療効果を更に向上させるために

己効力感が芽生えるように支援します。対話を通じて、患者さんへの関心、積極的承認をチーム全体で継続的に実施することが重要です。患者さんの行動記録をそのためのツールとして活用している施設が多く、例えば、療養経過等を一覧できる『健康管理ファイル』を導入し、患者と共に現在の状況を見て、良い点は承認し、うまくいかないときは、一緒に振り返り、対策を考える姿勢をとります。

3)行動：自己効力感—自信を育み、行動する

　これらの支援により、患者はその存在が認められ、自己効力感を高め、自信の回復へとつながり、患者さんが自ら、治療に参加できるようになります。

■文献

1. Robert MA, Martha MF: Patient empowerment: reflections on the challenge of fosteringthe adoption of a new paradigm、Patient Education and Counseling 57 (2005) 153-157.

項目3 取り組みに「やりがい」を生ませる工夫（エンパワーメント活用）

概要

肥満症の治療では、食生活の改善や運動など、患者さん自身によるセルフケアへの取り組みが求められます。これらの取り組みに「やりがい」を生み出すには、患者さんが主体的に関われる環境をどのように準備するかが影響します。そういった環境を構築するには、エンパワーメント・アプローチが示す治療関係のあり方が指針となります。エンパワーメント・アプローチという言葉は多義的ですが、ここでは患者さんのセルフケア活動を促進し支えるための治療という意味で用います。この場合、エンパワーメント・アプローチは、患者さんに「セルフケアに関する決定権を譲り渡すという医療従事者の姿勢」[1]を指しています。すなわち、医療従事者は患者さんを「教育」「指導」する（患者さんの取り組みは受動的になりやすい）ばかりでなく、情報提供とその後の話し合いなどを通して、患者さんが自ら実行可能な課題を設定し、行動を変えていくことを支援しようとするものです[2]。

具体的には、医療従事者は患者さんと、今の生活をどこからなら変えることができるかについてよく話し合い、明日からでも取り組めそうな実現可能で具体的な課題を一緒に設定することが大切です（**表1**）。このように身近で小さな目標を設定することは課題の取り組みやすさを増し、取り組みを実行できるという自己効力感（セルフ・エフィカシー）を高め、成功体験を積むことにつながります。もちろん、それがさらなる取り組みを促してくれるでしょう。こうした支援を重ねることにより、診察場面は患者さんを教育する場から患者さんを認める場になりやすく、医療従事者と患者さん、双方にとってより好ましい環境や関係が育まれることも期待されます。

表1 課題設定の秘訣

悪い例 （遠くて大きな目標）	良い例 （身近で小さな目標）
食べすぎない	食後すぐに歯を磨く スーパーでの買い物は外周のみにする （嗜好品や菓子などは店内の内側に、日常生活に必要な野菜や肉類などは外周に陳列されている場合が多い）
運動する	まずは歩数計で普段の歩数を計測する 10分以内の電車乗車時は座らない
禁酒する	水曜日は休肝日にする ロックを水割りにする

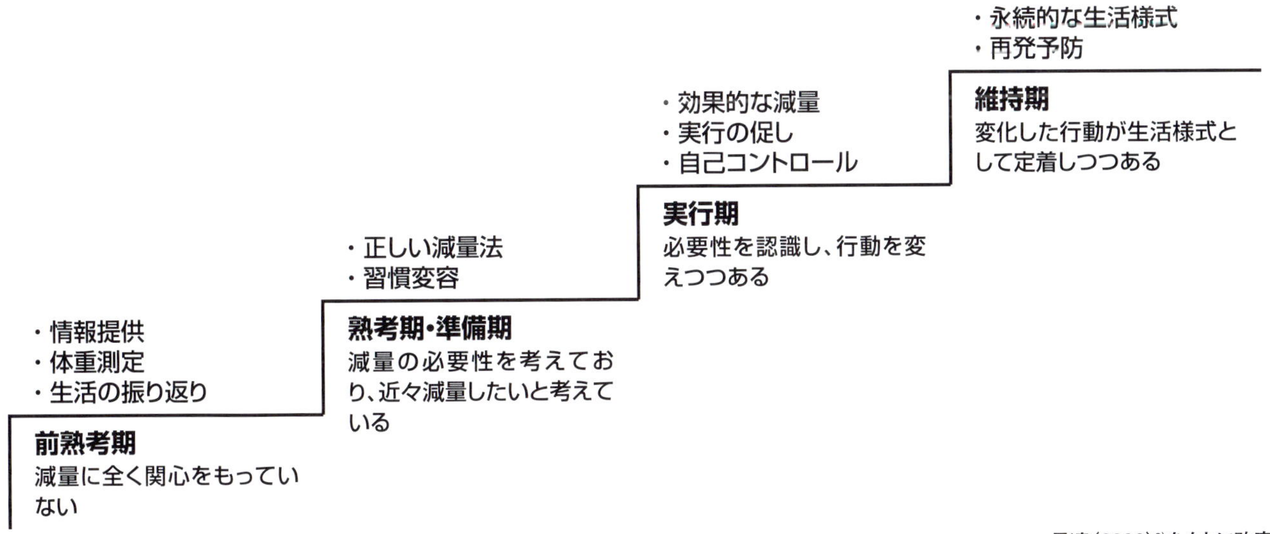

図1 肥満症治療における準備性と支援

- 前熟考期：減量に全く関心をもっていない
  - 情報提供
  - 体重測定
  - 生活の振り返り
- 熟考期・準備期：減量の必要性を考えており、近々減量したいと考えている
  - 正しい減量法
  - 習慣変容
- 実行期：必要性を認識し、行動を変えつつある
  - 効果的な減量
  - 実行の促し
  - 自己コントロール
- 維持期：変化した行動が生活様式として定着しつつある
  - 永続的な生活様式
  - 再発予防

足達（2006）[3]をもとに改変

第4章　治療効果を更に向上させるために

また、取り組みに対する患者さんの準備性を考慮し、その段階にあった支援を提供することも必要です。準備性とは「行動変化を起こすための心理的な用意がどこまで整っているのか」を表すもので、必要とされる取り組みでも、それが実行できるかどうかはその人の準備性の有無にかかっています[3]。したがって、患者さんの準備性の段階に応じた支援をテイラーメイドすることが医療従事者と患者さん、双方にとって無理のない治療につながります（**図1**）。

Q1 患者さんに減量意欲を持たせるコツを教えてください。

人は健康でいるためだけに生きているわけではありません。むしろ、仕事や趣味などにおける人生の目標に生きがいを感じ、しばしば、健康を犠牲にしてでもその目標を追求することがあります[4]。したがって、行動改善への動機づけを効果的に支援するには、医療従事者は、患者さん本人が最も生きがいを感じている事柄と行動改善に強いつながりを見いだせるように手助けする必要があります[4]。それがたとえば精力的に仕事をしていくことなのか、子どもの成長を見守りながら家族と穏やかに暮らしていくことなのかなど、患者さんの人生において大切にしたいことはどんなことなのかを一度立ち止まってじっくり考えてもらいます。そのうえで、現在の状況が自分の人生を望む方向に向かうことを促進するのか、妨害するのかを一緒に検討する機会をもつとよいでしょう。セルフケアに取り組むことが患者さん本人の生活の中のどんな"よいこと"につながっていくのか、よく相談し、明確にすることが動機づけを高めることに役立ちます。

Q2 ドロップアウトしそうになった患者さんには、どのように接すればよいですか。

Q1で述べた話し合いは、治療に迷ってしまったとき（うまく進まないとき）の"北極星"としての役割をも果たしてくれます。取り組みが続かないときや、セルフケアへの動機づけが弱まってきたとき、医療従事者と患者さんが共有した「人生の（もしくは生活の）何を守るためにセルフケアに取り組むのか」を改めて確認することは、進むべき方向を再確認し、意欲を取り戻すことにつながります。

また、さらに具体的な予防策としては、次の診察までに取り組む課題を紙に書いたり、その実施度合いを記入するシートを用いるなどして、アドヒアランスを保持できる実際的な工夫を用いることも有効です。

Q3 患者さんをサポートするキーパーソンはどのようにして見つけるとよいでしょうか。

一般的には、一緒に暮らす配偶者などの家族が重要な役割を果たすことが多いと思われます。しかし、身近な人は、患者さんの行動を援助する場合だけでなく、障害となることもある[5]ので、慣例的な観点からキーパーソンを選ぶことは避けたほうがよいでしょう。「誰にどんなことをしてもらうのが自分の支えになりそうか」などを患者さん自身に考えてもらう[5]ことが、セルフケアの取り組みに有効に機能するキーパーソンを探すことにつながる場合もあります。

Q4 キーパーソンを有効に生かすには、どうすればよいですか。

表2　患者を取り巻く環境からの支え方

家族や友人にできること
・一緒に目標を共有する
・一緒に減量する
・一緒に食習慣の変更や運動に取り組む
・うまくできたときにほめる
・うまくいかないときになぐさめる
・患者さんの努力を温かく見守る
・一緒に新しい楽しみを見つける

家族や友人がしてはいけないこと
・批判したりおどかしたり、叱ったりする（取り組めなかったときに罰することはしない）
・無理に食べ物を勧める
・食べてはいけない、などと禁止する
・患者さんが我慢している食べ物を目の前で大食いする
・患者さんの努力を冷やかす

足達（2006）をもとに改変

生活習慣を変容させることは容易ではありません。その取り組みを実行するなかで、診察時に相談やアドバイスを求められる頻度は、せいぜい週1度だったり、数週間に1度でしょう。患者さんが自分だけでセルフケアに取り組む時間のほうが何倍も長いのが普通です。その時間を、キーパーソンなど患者さんを取り巻く人にうまく支えてもらうことは、生活習慣変容に取り組み、その取り組みを継続するうえで、非常に重要な土台となります。具体的な内容は、**表2**でご確認ください。

　なお、キーパーソンと医療者が連携を保つために健康管理ファイル(**20頁参照**)を用いると、情報をわかりやすく共有でき、医療者との間の齟齬を防止し、共同でサポートするためのツールになります。

■文献

1. Aujulat I, d'Hoore W, Deccache A. Patient empowerment on theory and practice: Polysemy or cacophony? Patient Educ Couns 2007, 66: 13-20.
2. 堀川直史:心理ケアの基本 支持的精神療法とエンパワーメント・アプローチ.治療学　2010, 44:465-467.
3. 足達淑子:ライフスタイル療法Ⅱ　肥満の行動療法.東京:医歯薬出版,2006,42-43.
4. 宗像恒次:行動科学からみた健康と病気.東京:メヂカルフレンド社,1996,163-164.
5. 足達淑子:ライフスタイル療法Ⅱ　肥満の行動療法.東京:医歯薬出版,2006,142-143.

第4章　治療効果を更に向上させるために

項目4　肥満症治療チームの結成と運用の仕方（チーム医療の活用）

― 概要 ―

　肥満症治療の最終目的は体重を減らして肥満関連合併症を減らすことですが、だからといって単に体重を減らすだけでは目標に達することはできません。合併症を含めた肥満の病態は複雑であり、高度な知識と技術を有する専門家（代謝内分泌科、循環器科、呼吸器科、外科、整形外科、麻酔科、形成外科、婦人科など）による集学的医療が必要です。なかでも栄養管理は減量治療の根幹ですが、減量と栄養障害回避を両立できるよう、管理栄養士が重要な役割を担います。手段としては、フォーミュラ食を用いるのも一つの方法です。

　肥満症治療チームを結成するにあたり特に大切なのは、肥満症患者が有する心理社会面の問題に取り組む体制づくりです。肥満症患者は特有の認知行動特性を持ち、精神疾患の有病率も高いため、チームには心療内科医・精神科医や臨床心理士の存在が欠かせません。また、ほとんどの例で成育歴（特に親との関係性）、社会性、対人関係、経済面、知的発達の問題を複合的に有していますが、メンタルの非専門家（内科医、看護師など）もそれらを十分理解し、チームカンファレンスで議論して方針や意思を統一することが大切です。特に肥満外科治療では食行動や身体の変化が劇的であるため、術後のフォローアップ対策はより慎重になされなければなりません。一方で、患者さんは社会の構成員であり、家族の一員です（**図2**）。医療者は患者さんが受けている周囲のサポートを把握しつつ、患者さんが自立的な人生を歩めるよう、医療行為と傾聴・共感的態度で支援していきます。さらに患者さんの前向きな変化は医療者側にも喜びや自信を与え、医療チームの成長をもたらします。肥満症治療のチームは、患者さんを中心に、医療者、家族、社会で構成されているといえます。この中で、狭義の肥満症治療チーム（医療者間）を統括するのが内科医であり、家族や社会を含めた広義のチームの潤滑的役割を担うのがソーシャルワーカーやコーディネーターとなります。

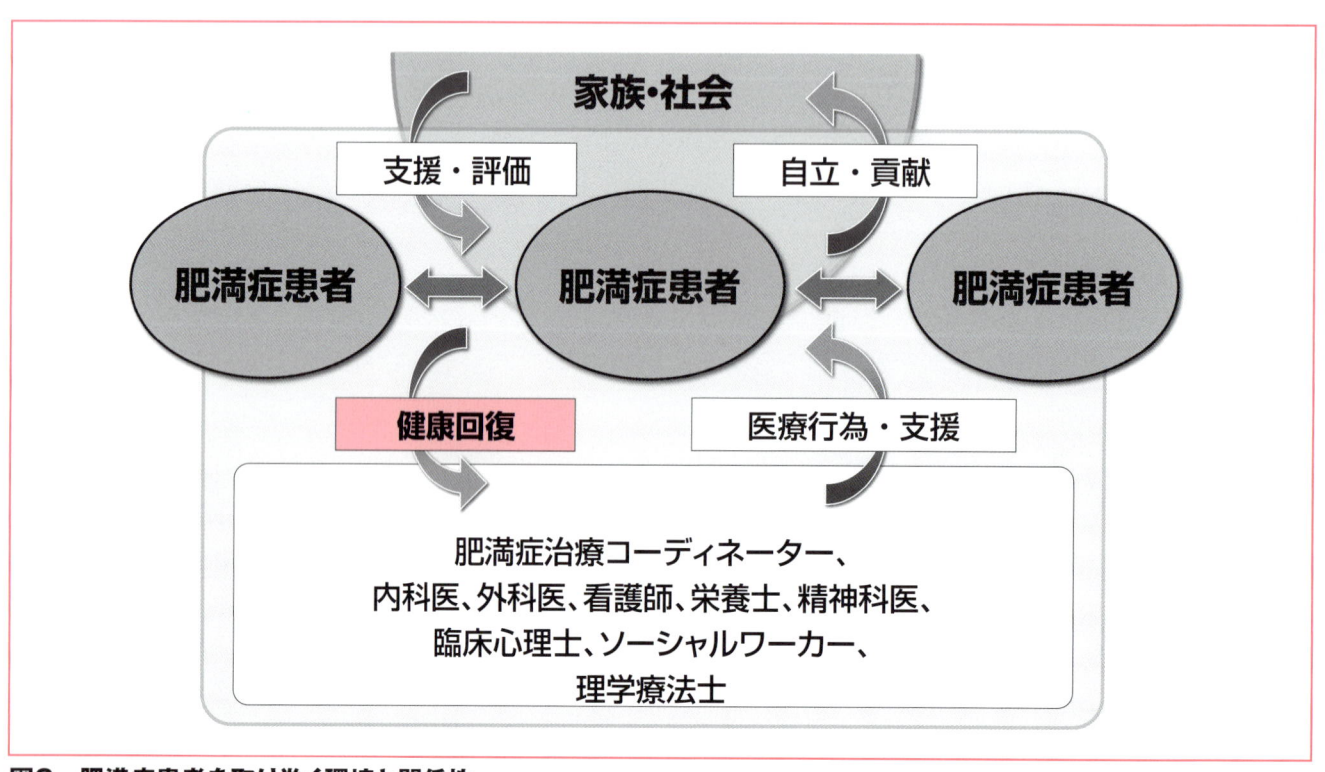

図2　肥満症患者を取り巻く環境と関係性

Q1 肥満症治療チームの理想的なメンバー構成とは、どのようなものですか。

合併症を含めた肥満の病態は複雑であり、高度な知識と技術を持つ専門家が集った集学的医療が求められます。具体的には、内科（代謝内分泌、循環器、呼吸器）、外科、整形外科、麻酔科、形成外科、婦人科などが挙げられます。管理栄養士は、内科治療、外科治療に関わらず、最も大切な栄養管理で大きな役割を果たします。また、肥満症患者は心理社会面の問題を抱えていることが多く、チームには心療内科医・精神科医や臨床心理士の存在は欠かせません。当然、看護師の役割も大きくなります。運動面は理学療法士が担当します。さらにソーシャルワーカーやコーディネーターがいれば、患者さんを中心に家族や社会までとり込んだチーム医療が成り立ちます。

Q2 職種ごとの役割は、どのように考えればよいですか。

まず、内科医（代謝内分泌）は全体のコーディネート役を受け持ちます。外科治療においても術前の評価や身体的な管理、術後のフォローアップを行います。その他の専門医は、それぞれ専門的な役割を担当します。特に精神科医は、患者さんの心理社会面を評価し、必要に応じて精神面の治療をするという重要な役目を担います。

コメディカルの中心は管理栄養士と看護師です。内科治療、外科治療に関わらず、患者さんにとって最大かつ身近な問題は栄養面であり、管理栄養士は患者さんの最も近いところでサポートします。看護師は、心理社会的に問題の多い肥満症患者に対して傾聴・共感的態度で接し、患者さんの前向きな変化を助けます。よく連携の取れたチーム基盤があり、その中で各職種がそれぞれの役割を果たすことが大切になります。

Q3 チームをうまく運営するためのポイントを教えてください。

肥満症患者は認知行動面に問題を有することが多く、その言動が医療者をしばしば困惑させますが、患者さんを受け入れるために最も大切なことは、医療者側の傾聴・共感的態度です。これはメンタルの専門家、非専門家に関わらず、徹底します。可能であれば、その患者さんの特性を精神科医や臨床心理士の力を借りて把握します。身体面だけでなく、心理社会面まで網羅した症例チームカンファレンスが開かれることが望ましく、ここでチーム内の情報を共有し、治療方針を統一します。チームにはまとめ役が必要ですが、患者さんの身体的・心理的な側面や各職種の特性を理解できるような内科医を養成し、この仕事にあたることが望ましいといえます。

Q4 退院後のサポートは、どのようにすべきですか。

肥満症の入院治療では、認知行動面で前向きな変化が多く見られます。退院後は、残念ながらリバウンド、あるいは通院を中断してしまう患者さんが少なくありません。退院後のフォローアップでは、患者さんの意欲を維持、強化させるためのチーム医療体制づくりがポイントになります。通院中断時には連絡をとるなどし、積極的支援行動を続ける必要があります。なぜなら、ドロップアウト後、さまざまな合併症進展が著しい例を多くみかけるからです。

第5章　治療困難例への対処の仕方

1. 医療者の話を聞こうとしない例

　医療者の話を聞こうとしない患者さんは、肥満症を治療する意思がなく、合併症の治療だけで通院している人に多くみられます。医療者からは、毎回、「体重を減らすように」「食事が多かったのではないか」「運動はできないのか」などといわれており、患者さんからすれば、「耳にタコができた」状態になります。その結果、「早くこの場から去りたい」「病院から早く帰りたい」という心理が態度となって現れます。

　患者さんは、医療者が自分のことを否定しているように思えたり、自分の行動が低く評価されていると感じたりすると、口を閉ざします。また、話を聴くことも拒否しがちになります。「何に困っていて、何を解決したいと思っているのか」「どうなりたいのか」と聞いても、なかなか答えが返ってこなくなるのです。それは、今以上に健康になりたいという意思を強くもっていないためかもしれません。

　しかし、そのような人でも「今の仕事を続けていきたい」「今の生活は維持したい」という希望はもっていることがあり、それは立派な目標です。合併症のために今の生活を維持できなくなることは、容易に考えられるからです。現在の仕事や生活を維持するという目標を共有できたなら、それを可能にするために、どうすればよいかを話し合っていきます。そして、それを自分のこととして受け止められたとき、医療者の話を聞いてくれるようになることはよくあります。

　話を聞かないもう一つのパターンは、自己主張が強く、自分の言いたいことを言い切らないと人の話を聞けなかったり、医療者のいう一言に対して、自分の意見を山ほど言わないと気が済まないという人です。そういう人には、その人なりの理由があり、医療者がそれを理解してくれないと思っている限り、主張を続けます。そこから一歩先に治療を進めるには、患者さんが主張しようとする内容を傾聴し、受け入れ、安心感を与えたうえで、相手が受け入れてくれそうなタイミングを探り、同意の得られるところから、話を聞いてもらうことです。決して、すぐに否定してはなりません。

2. 言い訳ばかりをする例

　「食べたくなかったが仕事で断れなかった」と嘆く、「食べていない」「水を飲んでも太る体質だから」と言って怒り始めるなど、肥満症の患者さんは、たいてい言い訳をします。言い訳も「振り返り」の一つですが、医療者を十分納得させることはほとんどありません。

　外科治療を行った肥満症患者に対して知能検査を実施したところ、言語性IQに比し、動作性IQが低い症例を多く認めました。こうした結果を示す人は、理解力や記憶力の能力に比し、実行速度が遅く、物事を統合的にとらえられない、長期的な見通しや計画性に乏しく、複数のことを同時に行うことが苦手、といった特徴を有します。外来の会話では指導した内容を理解したようにみえても、実際、行動に移す時点になると、進めなくなってしまうのです。満足な結果が得られなかった理由を取り繕おうとすることが「言い訳」になると考えられます。

　こうした傾向を示す患者さんには、言い訳を否定するのではなく、行動への到達可能で明確な目標設定をし、具体的な立案を患者さんと医療者が一緒に行い、かつ患者さんが自発的に計画できるような介入を行うことが必要です。

3. リバウンドをした例

　肥満症治療において、リバウンドがみられないほうが例外的といっても過言ではありません。短期間の食事制限では、その程度に応じて一時的な体重減少がみられますが、特に無理をして行った食事制限ではリバウンドがよくみられます。

肥満症の総合的治療ガイド

患者さんにとって最悪の時点は、医療者が失望してしまい、がっかりした表情を浮かべるときです。リバウンドした本人が、実は一番傷つき、がっかりしています。医療者の落胆した様子は、それをさらに助長することになります。むしろ、リバウンドは当たり前、当然のことと受け止め、減量時の努力を振り返り、改めて称賛し、そのときの精神状態をよみがえらせるように、支援を続ける姿勢が大切です。リバウンドのきっかけとなった精神的、あるいは肉体的ストレスについて傾聴することも大切です。

具体的な指導法としては、まず、再度減量に挑戦するチャンスを探り、以前とは異なった方法での食事メニューの指導などを行います。運動療法についても、以前とは異なった、日常生活における身体活動（運動ではない、比較的強度の低い、意図的でない活動）の量を増やすことを提言するのも、一つの方法です。運動の減量効果は、短期的には目立つものではありませんが、継続により確実な減量効果が得られることが知られています（**図1**）。

4. リバウンドを繰り返す例

肥満症患者のほとんどが経験しているリバウンドは、医療者が思う以上に、患者さんを自己否定感に陥れています。失敗を恐れて、やがて現実から目をそむけるようになりがちです。医療者側からは、それが無頓着、無関心、逃避的態度と見て取れます。そこで医療者が一方的な減量への再指導を行うと、減量どころか、通院中断になりかねません。通院中断した患者さんでは、3～4年後に、さらなる体重増加、合併症の出現を多くみます（**図2**）。

これを避けるためには、通院継続を第一とし、治療者側が無理を強いたことがリバウンドを招いた一因との反省に立ち、再度、チャレンジの機会を探ります。過去の体重変動記録を振り返ることも必要で、その場合は、体重変動や食事記録の単純かつ視覚に訴えた資料が参考になります。「3.リバウンドをした例」でも示したように、再チャレンジの減量指導では、新たな目標設定と、異なった食事メニュー、運動メニューを提示し、リバウンド時の精神的、身体的ストレスの解消法も話し合いながら進めます。

こうした努力にも関わらず1年以上も成果が現れない場合は、外科治療も十分念頭に置いて対処すべきです。もちろん、外科治療するしないに関わらず、治療者側がリバウンドに失望したり、減量指導をあきらめたりすることは、最も避けるべきでしょう。

図1 運動療法のリバウンド防止効果

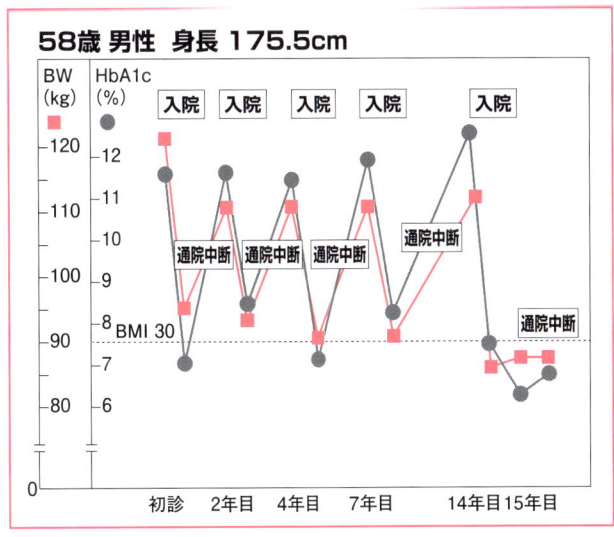

図2 肥満糖尿病患者の長期治療経過（例）

第5章　治療困難例への対処の仕方

5. 外科手術後にリバウンドをした例

減量手術をしたからといって、好きなものを好きなだけ食べても痩せられるということはありません。むしろ食べられなくなり、嗜好も変化します。体重は術後1〜2年は順調に減少しますが、その後は次第に増加してきます。術後も一生、食事療法と運動療法は欠かせないのです。それを怠れば、リバウンドは必発です。減量手術は、高度肥満治療のはじめの一歩でしかないことを銘記してください。

また、術後のメンタルケアもリバウンドを少なくする大きな要因です。心も健康でなければ減量の維持は難しいのです。術後の減量治療のなか、体調の変化に適応しながら、心の調子も保つことで術後の減量が維持されます。術後のフォローアップを受けることは必須なのです。そうしたフォローアップを行ってもリバウンドが強く、さらなる減量が必要な場合は、revision（修正）手術（例えば、初めの手術が摂食制限手術なら、消化吸収抑制手術の追加といったさらに減量効果の高い手術）が検討されます。

6. 膝や腰の疾患のために運動ができない例

膝痛、腰痛がある人が無理にウォーキングを行うと、さらに病状を悪化させてしまう危険があります。特に関節の腫れや炎症の強い時期には運動を避け、痛みや炎症が治まってから、徐々に始めるのが適切でしょう。必要に応じて整形外科医にコンサルテーションしてください。

普段の運動は、ストレッチングや筋力を向上させる運動を主に行うよう指導します。ウォーキングができない人には、水中ウォーキングがお勧めです。水中では浮力が働くため、歩行をしても膝関節・腰への体重の負荷は小さくなります。さらに、水圧を全身に受けるため、全身に均等に負荷をかけることができ、筋力維持にも役立ちます。ただし、冷水プールは身体や関節が冷えるため脚がつってしまったり、関節痛が悪化したりすることがあるので、可能な限り、温水プールで行うことが望ましいと言えます。温水プールであれば、関節部の血流が増加して、疼痛の緩和効果が得られることも期待できます。

7. 統合失調症合併例

統合失調症、特に慢性期の患者さんには、しばしば肥満が生じます。原因はさまざまですが、主なものは抗精神病薬の副作用と、活動性低下や飽食傾向などの精神症状そのものです。

抗精神病薬の場合はまず、肥満の副作用の軽い薬に変更することを考えます（**表**）。しかし、抗精神病薬の変更には、病状再燃の危険が伴います。患者さんの信頼を得ている医師が患者さんと相談し、強い不安を抱くことがないように注意しながら、少しずつ変更します。

活動性低下と飽食傾向についても、相談しながら対策を工夫します。このときは、現実的な目標設定と介護者の協力が通常よりもさらに重要になります。精神疾患をもつ患者さんに対して厳格な食事療法や行動療法は、一般には行われません。実行が困難なばかりでなく、これらがストレス因子になって病状が再燃することもあるからです。

明確な目標を提示し、測定した体重の記録を表にして行動とともにわかりやすくグラフ化してもらうと、なかには順調に減量がすすむ例もあり治療者側があきらめず、根気よく指導を続けることが重要です。

また、肥満に対する薬物療法のうち、マジンドールは使用できません。海外で消化吸収阻害薬の使用例の報告がありますが、効果は不十分です。手術が可能な患者さんもいると思われますが、実際にはほとんど行われていません。

表　抗精神病薬による肥満への影響

薬品名	商品名	肥満
ハロペリドール	セレネース	＋
アリピプラゾール	エビリファイ	0
オランザピン	ジプレキサ	＋＋＋
クエチアピン	セロクエル	＋＋
リスペリドン	リスパダール	＋＋

0：生じない、または治療域でまれに生じる、＋：ときおり生じる、＋＋：まれならず生じる、＋＋＋：しばしば生じる。

8. プラダー・ウィリー症候群の例

プラダー・ウィリー症候群では、精神遅滞や易怒性、満腹感欠如から難治性肥満を呈します。根治療法はなく、思春期以降は心不全や2型糖尿病（T2DM）を高率に合併します。主に父由来の15番染色体q11-q13領域欠失によって、肥満、低身長、性腺発育不全、精神発達遅滞を生じ、発生頻度は1.5万人に1人です。乳児期までは筋緊張低下に伴う発育不良があり、幼児期から肥満が出

現し、しだいに増強します。精神遅滞や特異な性格のため、思春期以降は食事・運動療法が困難です。予後不良で、多くは30歳以前に死亡します。

対策として、早期診断、肥満予防が最も大切です。過食にマジンドール、低身長に成長ホルモン、強迫性性障害・自傷行為に抗うつ薬、T2DMにGLP-1作動薬が用いられる場合があります。症状は多岐にわたるため、チーム医療が欠かせません。

9. うつ病を合併している例

古くから「肥満傾向にある人は陽気で明るい」とイメージされることが多くありましたが、近年の研究においては、肥満症にはうつ病の合併が多く、BMIの上昇に伴い大うつ病エピソードの合併率が上昇するという報告もあります[1)2)3)4)5)]。また、肥満症患者のストレス脆弱性を指摘している報告も多く、日常生活や対人関係においてストレスを感じやすく、その対処方法が不適切なため、いらだちや不安、抑うつなどから食欲が亢進し、体重増加に繋がると考えられています。さらに、情報収集が不適切で、判断が主観に偏りやすく、物事を計画的に進めることが不得意な傾向があるため、治療においても誤った情報を取り入れて自己流の偏った食事をしたり、生じた問題を主観的に判断して誤った対処をしたりすることも多いようです[6)]。

うつ病を合併している場合は、教育的指導を行ってもうまくいかないことが多く、肥満症の治療とうつ病の治療を併行することが重要です。抗うつ薬や抗不安薬などの薬物療法が主となりますが、三環系抗うつ剤などの薬剤による食欲亢進などの副作用も認められるため、選択的セロトニン再取り込み阻害薬（SSRI）などの、比較的体重増加に関連しない適切な薬剤を選択し、気分の安定を図るとともに、個々の問題点に沿った指導・行動修正を行い、規則正しい食生活および生活習慣へと改善を図ることが効果的です。

■文献

1. Ma J, Xiao L. : Obesity and depression in US women: results from the 2005-2006 National Health and Nutritional Examination Survey. Obesity, 2010, 18:347-53.
2. Zhao G, Ford ES, Li C, Tsai J, et al. :Waist circumference, abdominal obesity, and depression among overweight and obese U.S. adults: National Health and Nutrition Examination Survey 2005-2006. BMC Psychiatry. 2011, 11;11:130.
3. Peterson RE, Latendresse SJ, Bartholome LT, et al. :Binge Eating Disorder Mediates Links between Symptoms of Depression, Anxiety, and Caloric Intake in Overweight and Obese Women. J Obes. 2012 :407103.
4. Viscogliosi G, Andreozzi P, Chiriac IM,et al. :Depressive symptoms in older people with metabolic syndrome: is there a relationship with inflammation? Int J Geriatr Psychiatry. 2012 : 10.1002/3817.
5. Dong Q, Liu JJ, Zheng RZ, et al. :Obesity and depressive symptoms in the elderly: a survey in the rural area of Chizhou, Anhui province．Int J Geriatr Psychiatry. 2012, doi: 10.1002 /gps.3815.
6. 岡村香織, 小海 宏之, 首藤 賢. 肥満症の2型糖尿病患者の性格特性に関する予備調査. 藍野学院紀要2007, 21: 9-15.

索 引

■ア行

アディポカイン ……………………………………26
アディポサイトカイン ……………………………26
抗肥満薬 …………………………………14,58,59,60
医療介入 ……………………………………………22,25
インスリン抵抗性 ………………20,24,26,30,34,43,60,61
ウエスト周囲長 ………………18,22,23,26,27,29,59
うつ病 ……………………………………11,80,86,99
運動器機能障害 ……………………………………24,38
運動器疾患 …………………………………………11
運動療法 14,17,35,42,43,44,55,57,58,59,67,79,97,98,99
栄養管理 ……………………………………76,82,83,94,95
栄養障害、栄養不良障害 …………44,71,73,78,80,81,94
エンパワーメント ……………………………………91

■カ行

過少申告 ……………………………………………48
癌 …………………………………………11,23,35,36,37,72
寛解率 ………………………………………………68,84
冠動脈心疾患 ………………………………………32
カンファレンス(症例カンファレンス、チームカンファレンス)
　…………………………………………20,69,94,95
キーパーソン ………………………………………92,93
逆流性食道炎 ………………………………………11,75
狭窄(吻合部狭窄) ………………………72,74,75,76,77
狭心症 ………………………………………………23,32,34
グループ支援 ………………………………………11
グレリン ……………………………………………71
経口的内視鏡治療 …………………………………76,77
経口ブドウ糖負荷試験(OGTT) …………………34
傾聴 ………………………16,19,21,82,86,88,94,95,96,97
月経不順 ……………………………………………26,36,37
健康管理ファイル …………………………20,21,88,93
健康障害 ……………………………10,22,23,25,26,72,73,51
健康日本21 …………………………………………12,47
抗凝固薬 ……………………………………………78
高血圧(肺高血圧、妊娠高血圧) ……11,23,24,25,26,31,32,33
　　　　　34,36,38,59,66,67,68,70,72,76,84
高コレステロール血症 ……………………………24,73
行動変容 ……………………………………………18,88
高尿酸血症 …………………………………………23,34,37,38
呼吸器疾患 …………………………………………11
呼吸不全 ……………………………………………74

■サ行

最大許容摂取エネルギー …………………………45
サンサンチャレンジ ………………………………11
自己効力感 …………………………………17,88,89,90,91
脂質異常症 ………………11,23,31,32,34,37,61,66,67,68,70
持続的陽圧療法、持続的陽圧治療(CPAP) ………34,69
脂肪肝 ………………………………23,35,37,51,53,68,70
社会的損失 …………………………………………10,11
遵守率 ………………………………………………45,51
消化管出血 …………………………………74,75,76,77
消化器疾患 …………………………………………11
上半身肥満 …………………………………………23
消費エネルギー ……………………………30,43,46,55,57,59,86
静脈血栓塞栓症 ……………………………………78
食行動 ………………………………………………86,87,88,94
食事療法 ……………14,17,30,32,35,37,38,42,43,44,45
　　　　　　46,47,49,54,58,65,67,68,80,98
除脂肪量 ……………………………………………28
腎機能障害 …………………………………………24,25,68
心筋梗塞 ………………………………10,23,24,30,32,53,72,74,76
心不全 ……………24,25,32,33,34,38,51,52,53,69,70,98
心理テスト …………………………………………14,86
睡眠時無呼吸症候群 ……………24,37,51,52,66,68,72,74,78
ストレス ………10,14,17,19,33,43,69,86,88,89,97,98,99
スリーブ状胃切除術 ………………………66,71,72,74,75
スリーブバイパス術 ………………………………71,78
性格特性 ……………………………………………14,16,19,86,87
生体インピーダンス法 ……………………………27,28
生命予後 ……………………………………11,23,25,37,64,65,79
　　　　　　　　　　　29,30,32,42,43,44,45,46
摂取エネルギー ……………………………48,49,54,59,79,82,86
絶食療法 ……………………………………………47
先進医療 ……………………………………………66,71,73
巣状分節性糸球体硬化症 …………………………33

■タ行

代謝改善 ……………………………………38,45,46,68,73,82,83,84
耐糖能異常 …………………………………………23,30,61
胆膵路変更・十二指腸バイパス術 …………………72,73
蛋白・脂肪・糖質(PFC)比 …………………………46
蛋白保持調整食 ……………………………………49
ダンピング症候群 …………………………………78,81
チーム医療 ………………12,14,16,19,44,78,79,82,94,95,99
超過体重減少率(% excess weight loss) …………72
長期予後 ……………………………………………37,82
調節性胃バンディング術 ……………………70,71,72,75,76,78
超低エネルギー食療法 ……………………………42,45,49
腸閉塞 ………………………………………72,74,76,80,81

治療効果	14,15,17,27,86
通院継続	14,97
痛風	23,34,53
低HDLコレステロール血症	24
統合失調症	98
動脈硬化	10,24,26,30,32,34,37
特定健診・特定保健指導	11
ドロップアウト	95

■ナ行

内臓脂肪型肥満	22,23,25,26,28,32,36
内臓脂肪蓄積	22,24,25,26,27,31,37
2型糖尿病	30,32,44,61,72,98
認知行動	82,84,94,95
脳梗塞	10,23,24,33,34,53,72

■ハ行

肺炎	72,74
肺塞栓	23,36,74
ハイラムダスタイル	19,21,87
ハイリスク肥満	22,23,25
非アルコール性脂肪肝	11,35
低換気症候群	11,23
肥満2型糖尿病	44
肥満外来	15
肥満関連合併症	30,38,64,94
肥満関連腎臓病	23,24,33,37,51
肥満症治療チーム	94,95
フォーミュラ食	44,45,49,50,51,52,53,54,68,69,70,78,83
フォローアップ	17,44,67,79,83,84,94,95,98
腹腔鏡下手術	64,65,71,74,76,78
腹部CT	22,25,27,29,35,43
腹部生体インピーダンス法	27,28
腹部超音波法	27,29
プラダー・ウィリー症候群	98
臍周囲長	26,27,29
変形性関節症	25,35,37
変形性腰椎症	36
縫合不全	72,74,75,76,77,78

■マ行

マジンドール	38,58,59,60,98,99
メタボリック・サージャリー	44
メタボリックシンドローム	11,31,32,33
メッツ（METs）	56,57
メンタルケア、メンタルサポート	17,86,98

■ヤ行

薬物療法	37,38,44,58,60,61,74,98
有病率	23,24,94
腰痛症	11,23,36

■ラ行

リーク	74,75
リバウンド	14,17,24,38,44,68,71,72,82,84,87,95,96,97,98
ルーワイ胃バイパス術	71,72,73,75
レジスタンストレーニング	43
ロールシャッハ・テスト	19,87

■欧文

AGB(adjustable gastric banding)	70,71,72,73,75,76,77
bariatric surgery	68
β3アドレナリン受容体遺伝子	43, 58,59
BPD/DS(billopan-creatic diversion with duodenal switch)	70,71,72,73,75,76,77
COE(Center of Excellence：卓越した拠点)	67
CPAP	11,69,74,82
Dual impedance法	27,28
FSGS(Focal segmental glomerulosclerosis)	33
IL-l、IL-5	26
lean body mass	28
metabolic surgery	68
MRI法	27
non-alcoholic steatohepatitis(NASH)	35
non-alcolcoholic fatty liver disease(NAFLD)	23,35
Plckwlchlan症候群	34
PSMF療法	49,51,52
RYGB(Roux-en-Y gastric bypass)	70,71,72,73,75,76,77
SG(sleeve gastrectomy)	70,71,75,77
SGB(sleevegastrectomy with duodenojejunal bypass)	71
TNFα	26
Trp64Arg	43
VLCD(Very low calorie diet)	42,45,49,51,52,54

特別収載

日本における高度肥満症に対する安全で卓越した外科治療のためのガイドライン（2013年版）

日本肥満症治療学会肥満外科治療ガイドライン策定委員会

＜肥満外科治療ガイドライン策定委員会＞
委 員 長：谷　　徹（滋賀医科大学）
委　　　員：川上正舒（練馬光が丘病院）
　　　　　　佐々木巌（東北大学）
　　　　　　白井厚治（東邦大学医療センター佐倉病院）
　　　　　　森　俊幸（杏林大学）

＜ガイドライン検討ワーキンググループ＞
グループ長：谷　　徹（滋賀医科大学）
委　　　員：稲嶺　進（中頭病院）
　　　　　　卯木　智（滋賀医科大学）
　　　　　　大城崇司（東邦大学医療センター佐倉病院）
　　　　　　岡住慎一（東邦大学医療センター佐倉病院）
　　　　　　笠間和典（四谷メディカルキューブ）
　　　　　　佐々木章（岩手医科大学）
　　　　　　関　洋介（四谷メディカルキューブ）
　　　　　　内藤　剛（東北大学）
　　　　　　畑尾史彦（東京都立多摩総合医療センター）
　　　　　　山本　寛（滋賀医科大学）
　　　　　　齋木厚人（東邦大学医療センター佐倉病院）
　　　　　　白井厚治（東邦大学医療センター佐倉病院）
　　　　　　安田和基（国立国際医療研究センター研究所）
　　　　　　中里哲也（四谷メディカルキューブ）

利益相反の開示：　本ガイドラインの策定にあたり，開示すべき利益相反はない。

発　行　日：2013年6月29日

著　作　権：本ガイドラインの著作権は日本肥満症治療学会に帰属する。

主旨
- 我が国における肥満症治療法の普及に備えて、安全で効果的な手術が行われるべく、日本肥満症治療学会は2010年にステートメントを公表した。今回、International Federation for the Surgery of Obesity and metabolic disorders（IFSO）の日本部会であり、本会の外科部会であるJapanese Society for the Surgery of Obesity and Metabolic Disorders（JSSO）が中心となり、ステートメントの方針をより明確にすべく、ガイドラインにまとめ公表する。
- このガイドラインは、JSSOがIFSOおよびIFSO-Asia Pacific Chapter（IFSO-APC）の方向性を尊重しつつ、我が国の実情に合わせ、国内関係学会の意見も参考にして作成された。
- ガイドラインでは、肥満症治療の手術を実施する外科医や施設、内科医を中心としたサポートチームに対し、安全性と実効性に関し、目標とすべき要件を提言する。

基本方針
肥満症外科治療の先進国である諸外国には、経験、結果に基づいた国際的な基準がある。これを十分に取り入れ、以下の方針に則り、我が国の現状に合わせ、改編するものとする。

1) 外科治療の目的達成には、術前、術中、術後の安全確保に加え、術後長期にわたる経過観察および生活指導（フォローアップ）が重要である。そのために、内科医、精神科医、その他の医療関係者との協働を図ることが不可欠である。
2) 肥満症患者には、高血圧、糖尿病、脂質異常症、肝機能障害、睡眠時無呼吸症候群、運動器疾患をはじめ多くの合併疾患がある。外科治療は、減量によってこれらの合併症治療をすることが目的であることを認識されるべきである。そのために、肥満症、特に高度肥満の病態に関する知識の必要性や手術適応基準、術後、必要十分な病態改善が総合的に得られるための要件を提示する。

1. 高度肥満症に対する外科治療施設の要件
下記6項目を充足していることが望ましい。

1) 手術治療に必要な医療支援を提供できる体制を有すること。具体的には、専門的看護、栄養指導、運動指導、精神的・心理的サポートなどが総合的に行える体制（患者会など）が整っていること。(1)(2)(3)(EL6)
2) 上記医療人参加の症例検討会が定期的に行われ、医療記録等がとられており、患者の意見も反映される体制を有すること。(1)(2)(3)(EL6)
3) 施設独自の「倫理委員会」を有し、外科治療開始にあたっては、その議を経て承認されること。(EL6)
4) 開腹下手術、腹腔鏡下手術各々が安全に行われるために不可欠な手術設備・機器の整備がなされていること。(1)(2)(3)(EL6)
5) 全ての手術患者に対するフォローアップを行い、管理するシステムが文書で用意されていること。望ましくは、術後5年目のフォローアップ率が75%を維持できる体制が組まれていること。(1)(EL6)
6) 高度肥満症に対する安全で質の高い外科治療確立のため、JSSOが行う全国的な症例登録に参加できること。(1)(4)(EL6)

2. 高度肥満症に対する外科治療医師の要件
担当外科医は下記5項目を充足していることが望ましい。

日本における高度肥満症に対する安全で卓越した外科治療のためのガイドライン（2013年版）

1) 消化器外科領域の認定資格を持つこと。具体的には、日本外科学会、日本消化器外科学会、日本消化器内視鏡学会、日本内視鏡外科学会などの指導医、専門医、認定医、技術認定資格などを有すること。(1)(2)(4)(EL6)
2) 高度肥満症の病態と治療に関し経験を積み、関連した国内、国際学会に属すること。具体的には、日本肥満症治療学会、日本肥満学会、IFSOなどの会員であること。(1)(4)(EL6)
3) 開腹下ならびに内視鏡下肥満症手術の臨床的研鑽を積み、手術手技に加え、術前・術後管理にも精通していること。
4) 初期症例では十分な経験を持つ肥満症治療外科医の助手を務め、かつ、その指導下で執刀医として経験を積み、症例の経過について文書報告を出せること。(1)(4)(EL6)
5) JSSOの推奨するトレーニングコースおよび関連教育セミナーを受講していること。(1)(2)(4)(EL6)

3. 対象患者の手術適応条件

手術適応となる肥満症患者は、原則として年齢が18歳から65歳までの原発性（一次性）肥満症患者であり、6ヵ月以上の内科的治療を行ったにもかかわらず、有意な体重減少および肥満に伴う合併症の改善が認められず、次のいずれかの条件を満たすもの。(5)(6)(7)(8)(9)(10)(ELIa 2a)

1) 減量が主目的の手術（Bariatric Surgery）の適応はBMI35kg/㎡以上である。(11)(12)(13)(14)(15)(16)(17)(EL2a)
2) 合併疾患（糖尿病、高血圧、脂質異常症、肝機能障害、睡眠時無呼吸症候群など）治療が主目的の手術（Metabolic Surgery）の適応は、糖尿病か、または糖尿病以外の2つ以上の合併疾患を有する場合はBMI32kg/㎡以上とする。(EL2b)
3) BMI35kg/㎡未満への適応は臨床研究として取り扱うのが妥当であり、厳格なインフォームドコンセント、追跡調査、さらに臨床登録を必須とする。(10)(18)(19)(20)(21)(22)(23)(24)(25)(EL6)

4. 手術法の選択

本邦における手術法は、現在世界で最も信頼され、広く行われている胃バンディング術、胃バイパス術、スリーブ状胃切除術、スリーブ状胃切除術＋十二指腸スイッチ術（スリーブバイパス術）を原則とする（**図**）。このほかに、海外では胃形成術、胆膵バイパス術などの手術が行われている。(1)(26)

以下のことを参考として術式選択することが望ましい。

1) 各手術法は開腹下と内視鏡下に行われるが、その特質や効果、合併症、修正手術などにつき、十分な知識を得ておくこと。現在は肥満外科手術のほとんどが内視鏡下に行われており、安全性も高いとされている。(27)(28)(EL1a)
2) 胃バイパス術自体は胃がんの発生頻度を下げると考えられている。(29)(EL4)しかし、胃バイパス術を行うにあたっては、日本人に胃がんの発生率が高いことを念頭に置き、慎重な術前検討のうえで選択をする（例えば、ヘリコバクターピロリ菌感染症や慢性胃粘膜萎縮等に関する最新の医学情報を参考にすること）。(30)(EL4)
3) 術式選択にあたっては、各々の手術において、術後の症状、臨床経過に特徴があることを認識し、症例に応じた選択をすること。体重減少や合併疾患改善効果は、胃バイパス術、スリーブ状胃切除術＋十二指腸スイッチ術（スリーブバイパス術）、スリーブ状胃切除術、胃バンディング術の順で効果が高い。手術死亡率は胃バンディング術が最も低く、スリーブ状胃切除術は胃バイパス術とほぼ同等である。(31)(32)(EL1a)
4) アジア人の中等度肥満糖尿病患者に対しては、胃バイパス術はスリーブ状胃切除術に比して高い効果を有している。

(33)(34)(EL1b)スリーブ状胃切除術＋十二指腸スイッチ術(スリーブバイパス術)と胃バイパス術は、ほぼ同等の効果を有していることが証明されている。

5）術式選択にあたっては、対象患者に、エビデンスに基づき、術式別の特性を効果や合併症も含めわかりやすく説明し、十分なインフォームドコンセントのもとに選択されなければならない。(35)(EL1a)

5. 周術期管理について

（術前）

高度肥満症患者は手術に際し障害となる合併疾患が多い。手術の安全を確保するため、十分に合併症の術前管理がなされるべきである。(36)(37)(EL3)

1）肥満症患者は精神的・心理的特性を持つことが多いので、精神科医や臨床心理士の面接評価を受け、手術適応やフォローアップ時の注意点などアドバイスを受けることが望ましい。(38)(39)(EL2a)

2）術前約2〜6週間以上の低エネルギー食療法（フォーミュラ食を用いた半飢餓療法も含む）を受けることが望ましい。これにより行動様式の観察・評価ができ、また肝臓容積肥大も改善され、安全な手術につながる。(40)(EL2)。血糖も十分にコントロールされることが望ましい。(41)(EL3)

（術中、術後）

3）高度肥満症手術においては術後に静脈血栓症を起こすことがあり、肺塞栓も起こしうる。この対策として、下腿バンド、抗凝固薬の使用が推奨される。ただし、実際の静脈血栓症は比較的低率であり、抗凝固薬治療は大量出血の合併を考慮し、症例・術式により検討すべきである。(42)(43)(44)(45)(46)(EL3)

4）術後は肺合併症の予防のため、早期離床・体動を促す。

5）術中体位や麻酔法、抜管時期は習熟した麻酔医が決定することが推奨される。(1)(47)(EL4)

6）術後管理は、少なくとも術後90日までの経過観察、合併症の評価を可能とする管理体制で行う。

6. フォローアップ

フォローアップの成否が手術成績を左右することを認識し、体重の変化、肥満併存疾患の消長、手術合併症の把握などを定期的に行う。(48)(49)(EL3)

1）具体的には、外科医に加え、内科医、心療内科医、精神科医、専門看護師、管理栄養士、理学療法士、ソーシャルワーカーなどの職種がチームをつくり、相互連携を保ち、協働して治療に当たる。(50)(51)(EL2a)

2）術式により術後の経過が異なるので、術式に沿った指導、合併症対策を行う。とくに吸収阻害を狙った術式では、蛋白質、鉄、ビタミンB_1・B_{12}・D、葉酸、カルシウムなどの栄養素欠乏を予防するため、定期的な採血でチェックし、必要時には欠乏成分の補充を行う。(52)(53)(EL3)

3）フォローアップは原則として術後1年までは1〜3ヵ月に一度の来院とし、術後2年目からは長くても6〜12ヵ月ごとの来院が望ましい。原則的に永続的フォローアップを行い、5年後75％以上を目標とする。(1)(48)(EL3)

4）フォローアップで得られたデータベースの資料はJSSOで集積・解析し、公表していく。IFSOの求めにも応じて提出する。

日本における高度肥満症に対する安全で卓越した外科治療のためのガイドライン（2013年版）

＜附記＞

①年齢について

　前向き研究において60歳までの手術は生命予後を改善することが示されている。(5)(6)(7)(8)(EL1a) 一般に、高齢者ほどBMI高値と死亡リスクは相関しなくなる。(6)(7)(8)(EL2b)

　55～60歳以上の高齢者に対しても多くの手術が行われているが、若年者と比較して減量効果や並存疾患の治癒率は低く、死亡率は高くなる。(3)(9)(EL3)

　以上から、高齢者ほど手術により得られるメリットが減少し、リスクが上回る。適応年齢は65歳までとするのが妥当であるが、個別にリスク・ベネフィットを十分考慮しなければならない。

②内科治療抵抗性の判断

　強力に内科治療を行うと減量効果は約6ヵ月まで継続するが、その後でリバウンドすることが多い。(5)(10)(EL2a)

　無作為ランダム試験のシステマティックレビューにおいて、強力に内科治療を行っても1年後の体重減少は−0.6kgだったと報告されている。(54)(EL1a)

　強力な内科治療でさえ、約6ヵ月までは減量効果を認めるが、その後リバウンドする例が多い。(5)(10)(EL2a)

　以上より、内科治療抵抗性の判断には、6ヵ月以上、内科治療を行い、観察する必要がある。

③BMIについて

　BMI45kg/㎡未満において減量手術が生命予後を改善することが示されている。(50)(EL1b)

　男性34kg/㎡以上、女性38kg/㎡以上の前向き研究において、手術は生命予後を改善することが示されている。(5)(EL1b)

　BMIは死亡リスクと相関する。日本人、韓国人においては、白人より低いBMIで死亡リスクが上昇する。(4)(5)(11)(12)(13)(50)(55)(56)

　欧米の多くのガイドラインでは、適応をBMI40kg/㎡以上か、あるいは、BMI35kg/㎡以上で肥満に伴う合併疾患を有するものとしている。(11)(14)(15)(16)(17)(18)(57)(EL1b)

　人種差を考慮すると、日本人については欧米人に対するBMIの基準を2.5kg/㎡下げて考えるのが妥当である。(19)(EL1b)

　日本人と欧米人の肥満の定義はBMIで5kg/㎡の差がある。(58)

　以上の疫学的事実を考慮し、日本人肥満症例に対する外科治療の適応基準はBMI35kg/㎡以上とする。

③糖尿病症例における適応

　内科治療と外科治療を比較した無作為前向き研究が3つ報告されている。それぞれBMI30～40kg/㎡、BMI27～43kg/㎡、BMI35kg/㎡以上を対象としており、いずれも、内科治療と比較して外科治療が血糖コントロールに優れていた。(20)(59)(EL1b)

　BMI30kg/㎡以上の糖尿病症例に外科治療を行い、糖尿病が高率に治癒したことが複数報告されている。(10)(21)(22)(23)(EL3)

　アメリカ糖尿病学会とInternational Diabetes Federation（IDF）のガイドラインでは糖尿病例の適応をBMI30kg/㎡以上としている。(26)(EL1b)

Asian Consensus Meeting on Metabolic Surgery では、適応はBMI32kg/㎡以上としている。(60)(EL1b)
以上より、糖尿病症例におけるBMI の適応は32kg/㎡以上とする。

糖尿病以外の合併症例の適応は海外でのステートメントを参考にした。(26)(60)

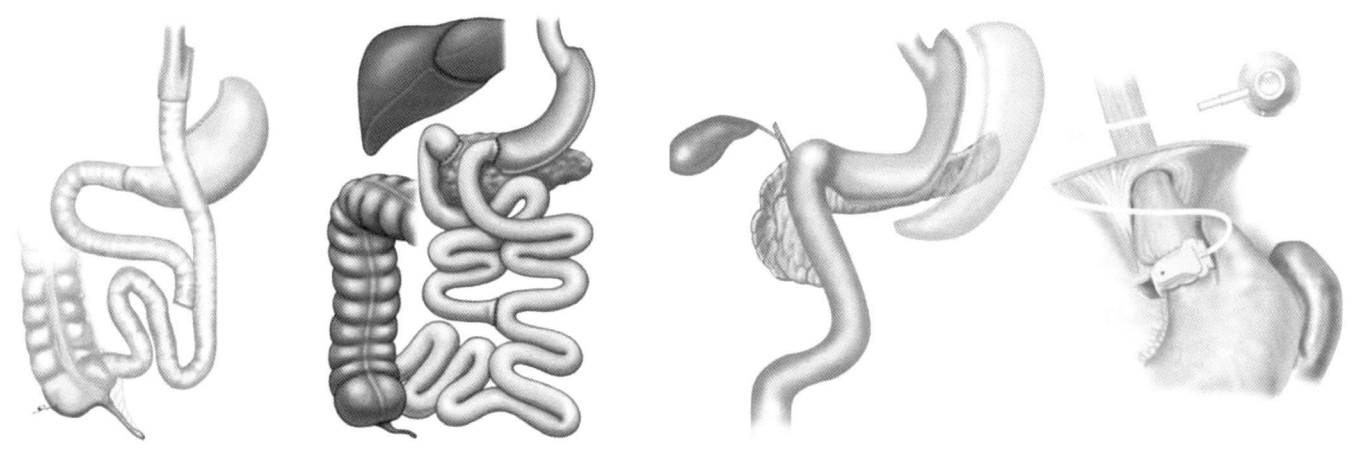

胃バイパス術　　スリーブ状胃切除術+十二指腸スイッチ術　　スリーブ状胃切除術　　胃バンディング術
　　　　　　　　　　（スリーブバイパス術）

■Ref

1. Melissas J. IFSO guidelines for safety, quality, and excellence in bariatric surgery. Obes Surg 18(5):497-500, 2008.
2. SAGES Guidelines Committee. SAGES guideline for clinical application of laparoscopic bariatric surgery. Surg Endosc 22(10):2281-2300, 2008.
3. Lautz DB, Jiser ME, Kelly JJ, et al. An update on best practice guidelines for specialized facilities and resources necessary for weight loss surgical programs. Obesity 17(5):911-917, 2009.
4. Kelly JJ, Shikora S, Jones DB, et al. Best practice updates for surgical care in weight loss surgery. Obesity 17(5):863-870, 2009.
5. Sjöström L, Narbro K, Sjöström CD, et al. Effects of bariatric surgery on mortality in Swedish obese subjects. N Engl J Med 357(8):741-752, 2007.
6. Tamakoshi A, Yatsuya H, Lin Y, et al. BMI and all-cause mortality among Japanese older adults: findings from the Japan collaborative cohort study. Obesity 18(2):362-369, 2010.
7. Bender R, Jöckel KH, Trautner C, et al. Effect of age on excess mortality in obesity. JAMA 281(16):1498-1504, 1999.
8. Fontaine KR, Redden DT, Wang C, et al. Years of life lost due to obesity. JAMA 289(2):187-193, 2003.
9. SAGES Guidelines Committee. SAGES guideline for clinical application of laparoscopic bariatric surgery. Surg Obes Relat Dis 5(3):387-405, 2009.
10. O'Brien PE, Dixon JB, Laurie C, et al. Treatment of mild to moderate obesity with laparoscopic adjustable gastric banding or an intensive medical program: a randomized trial. Ann Intern Med 144(9):625-633, 2006.
11. Tsugane S, Sasaki S, Tsubono Y. Under- and overweight impact on mortality among middle-aged Japanese men and women: a 10-y follow-up of JPHC study cohort I. Int J Obes Relat Metab Disord 26(4):529-537, 2002.
12. 吉池信男, 山口百子, 松村康弘, 他. BMI によって判定される肥満・やせの程度と合併症の頻度
－国民栄養調査データの再解析－. 肥満研究 4(1):5-11, 1998.
13. 吉池信男, 西　信雄, 松島松翠, 他. Body Mass Index に基づく肥満の程度と糖尿病,高血圧,高脂血症の危険因子との関連－多施設共同研究による疫学的検討－. 肥満研究 6(1):4-17, 2000.

14. Gastrointestinal surgery for severe obesity: National Institutes of Health Consensus Development Conference Statement. Am J Clin Nutr 55(2 Suppl):615S-619S, 1992.
15. National Health and Medical Research Council. Clinical Practice Guidelines for the Management of Overweight and Obesity in Adults. Canberra, 2003.
16. Fried M, Hainer V, Basdevant A, et al. Inter-disciplinary European guidelines on surgery of severe obesity. Int J Obes 31(4):569-577, 2007.
17. American Diabetes Association. Standards of medical care in diabetes – 2010. Diabetes Care 33 Suppl 1:S11-61, 2010.
    Logue J, Thompson L, Romanes F, et al. Management of obesity: summary of SIGN guideline. BMJ 340:c154, 2010.
18. National Institute for Health and Clinical Excellence. Obesity: guidance on the prevention, identification, assessment and management of overweight and obesity in adults and children (NICE clinical guideline 43). London, 2006.
19. WHO Expert Consultation. Appropriate body-mass index for Asian populations and its 10 implications for policy and intervention strategies. Lancet 363(9403):157-163, 2004.
20. Mingrone G, Panunzi S, De Gaetano A, et al. Bariatric surgery versus conventional medical therapy for type 2 diabetes. N Engl J Med 366(17):1577-1585, 2012.
21. Dixon JB, O'Brien PE, Playfair J, et al. Adjustable gastric banding and conventional therapy for type 2 diabetes: a randomized controlled trial. JAMA 299(3):316-323, 2008.
22. Cohen R, Pinheiro JS, Correa JL, et al. Laparoscopic Roux-en-Y gastric bypass for BMI<35 kg/m²: a tailored approach. Surg Obes Relat Dis 2(3):401-404, 2006.
23. Noya G, Cossu ML, Coppola M, et al. Biliopancreatic diversion preserving the stomach and pylorus in the treatment of hypercholesterolemia and diabetes type II: results in the first 10 cases. Obes Surg 8(1):67-72, 1998.
24. Lee WJ, Wang W, Lee YC, et al. Effect of laparoscopic mini-gastric bypass for type 2 diabetes mellitus: comparison of BMI>35 and <35 kg/m². J Gastrointest Surg 12(5):945-952, 2008.
25. Summary of revisions for the 2009 Clinical Practice Recommendations. Diabetes Care 32 Suppl 1:S3-5, 2009.
26. Dixon JB, Zimmet P, Alberti KG, et al. Bariatric surgery: an IDF statement for obese Type 2 diabetes. Diabet Med 28(6):628-642, 2011.
27. Buchwald H, Oien DM. Metabolic/bariatric surgery Worldwide 2008. Obes Surg 19(12):1605-1611, 2009.
28. Buchwald H, Estok R, Fahrbach K, et al. Trends in mortality in bariatric surgery: a systematic review and meta-analysis. Surgery 142(4):621-632, 2007.
29. Papadia FS, Scopinaro N. Gastric cancer and Roux-en-Y gastric bypass. Obes Surg 16(11):1552, 2006.
30. 日本内視鏡外科学会. 重症肥満に対する外科治療に対する見解.(http://www.jses.or.jp/member/regulation_himan.html)
31. Buchwald H, Avidor Y, Braunwald E, et al. Bariatric surgery: a systematic review and meta-analysis. JAMA 292(14):1724-1737, 2004.
32. Brethauer SA, Hammel JP, Schauer PR. Systematic review of sleeve gastrectomy as staging and primary bariatric procedure. Surg Obes Relat Dis 5(4):469-475, 2009.
33. Lee WJ, Chong K, Ser KH, et al. Gastric bypass vs sleeve gastrectomy for type 2 diabetes mellitus: a randomized controlled trial. Arch Surg 146(2):143-148, 2011.
34. Lee WJ, Chen CY, Chong K, et al. Changes in postprandial gut hormones after metabolic surgery: a comparison of gastric bypass and sleeve gastrectomy. Surg Obes Relat Dis 7(6):683-690, 2011.
35. Franco JV, Ruiz PA, Palermo M, et al. A review of studies comparing three laparoscopic procedures in bariatric surgery: sleeve gastrectomy, Roux-en-Y gastric bypass and adjustable gastric banding. Obes Surg 21(9):1458-1468, 2011.
36. Pratt GM, McLees B, Pories WJ. The ASBS Bariatric Surgery Centers of Excellence program: a blueprint for quality improvement. Surg Obes Relat Dis 2(5):497-503, 2006.
37. Charuzi I, Lavie P, Peiser J, et al. Bariatric surgery in morbidly obese sleep-apnea patients: short- and long-term follow-up. Am J Clin Nutr 55(2 Suppl):594S-596S, 1992.
38. Sugerman H, Windsor A, Bessos M, et al. Intra-abdominal pressure, sagittal abdominal diameter and obesity comorbidity. J

Intern Med 241(1):71-79, 1997.
39. Sugerman HJ, DeMaria EJ, Felton WL 3rd, et al. Increased intra-abdominal pressure and cardiac filling pressures in obesity-associated pseudotumor cerebri. Neurology 49(2):507-511, 1997.
40. Lambert DM, Marceau S, Forse RA. Intra-abdominal pressure in the morbidly obese. Obes Surg 15(9):1225-1232, 2005.
41. Dronge AS, Perkal MF, Kancir S, et al. Long-term glycemic control and postoperative infectious complications. Arch Surg 141(4):375-380, 2006.
42. Clinical Issues Committee of the American Society for Metabolic and Bariatric Surgery. Prophylactic measures to reduce the risk of venous thromboembolism in bariatric surgery patients. Surg Obes Relat Dis 3(5):494-495, 2007.
43. Barba CA, Harrington C, Loewen M. Status of venous thromboembolism prophylaxis among bariatric surgeons: have we changed our practice during the past decade? Surg12 Obes Relat Dis 5(3):352-356, 2009.
44. Rocha AT, de Vasconcellos AG, da Luz Neto ER, et al. Risk of venous thromboembolism and efficacy of thromboprophylaxis in hospitalized obese medical patients and in obese patients undergoing bariatric surgery. Obes Surg 16(12):1645-1655, 2006.
45. Morino M, Toppino M, Forestieri P, et al. Mortality after bariatric surgery: analysis of 13,871 morbidly obese patients from a national registry. Ann Surg 246(6):1002-1007, 2007.
46. Becattini C, Agnelli G, Manina G, et al. Venous thromboembolism after laparoscopic bariatric surgery for morbid obesity: clinical burden and prevention. Surg Obes Relat Dis 8(1):108-115, 2012.
47. Buchwald H. Consensus conference statement bariatric surgery for morbid obesity: health implications for patients, health professionals, and third-party payers. Surg Obes Relat Dis 1(3):371-381, 2005.
48. Yashkov YI, Timoshin AD, Oppel TA. Vertical banded gastroplasty: first experience in Russia. Obes Surg 7(4):317-320, 1997.
49. Sanderson I, Deitel M. Insulin response in patients receiving concentrated infusions of glucose and casein hydrolysate for complete parenteral nutrition. Ann Surg 179(4):387-394, 1974.
50. Adams TD, Gress RE, Smith SC, et al. Long-term mortality after gastric bypass surgery. N Engl J Med 357(8):753-761, 2007.
51. Saltzman E, Anderson W, Apovian CM, et al. Criteria for patient selection and multidisciplinary evaluation and treatment of the weight loss surgery patient. Obes Res13(2):234-243, 2005.
52. Brolin RE, Leung M. Survey of vitamin and mineral supplementation after gastric bypass and biliopancreatic diversion for morbid obesity. Obes Surg 9(2):150-154, 1999.
53. Faintuch J, Matsuda M, Cruz ME, et al. Severe protein-calorie malnutrition afterbariatric procedures. Obes Surg 14(2):175-181, 2004.
54. Avenell A, Brown TJ, McGee MA, et al. What are the long-term benefits of weight reducing diets in adults? A systematic review of randomized controlled trials. J Hum Nutr Diet 17(4):317-335, 2004.
55. Jee SH, Sull JW, Park J, et al. Body-mass index and mortality in Korean men and women. N Engl J Med 355(8):779-787, 2006.
56. Berrington de Gonzalez A, Hartge P, Cerhan JR, et al. Body-mass index and mortality among 1.46 million white adults. N Engl J Med 363(23):2211-2219, 2010.
57. Logue J, Thompson L, Romanes F, et al. Management of obesity: summary of SIGN guideline. BMJ 340:c154, 2010.
58. 日本肥満学会. 肥満症診断基準2011. I. 肥満の定義(診断基準). 肥満研究 1(7臨時増刊号):1-2, 2011.
59. Schauer PR, Kashyap SR, Wolski K, et al. Bariatric surgery versus intensive medical therapy in obese patients with diabetes. N Engl J Med 366(17):1567-1576, 2012.
60. Lakdawala M, Bhasker A. Report: Asian Consensus Meeting on Metabolic Surgery. Recommendations for the use of Bariatric and Gastrointestinal Metabolic Surgery for Treatment of Obesity and Type II Diabetes Mellitus in the Asian Population. Obes Surg 11 20(7):929-936, 2010.

肥満症の総合的治療ガイド

2013年 6月30日　初版第1刷発行
2013年 8月25日　初版第2刷発行
2013年10月28日　初版第3刷発行

発　　　行：日本肥満症治療学会
監　　　修：齋藤 康、佐々木巖、松澤佑次
編集・制作：コンパス出版局
　　　　　　TEL 03-5840-6131

ISBN978-4-9905899-0-5

※本書の内容の一部、あるいは全部を無断で複写複製することは法律で認められた場合を除き、著作者ならびに出版社の権利の侵害となります。